"十二五"普通高等教育本科规划教材
全国高等医药院校规划教材

医学物理学实验教程

主　编　薛俭雷　田春华
副主编　万永刚　张立平
参　编　王晓东　耿　魁

机械工业出版社

本书是依据全国医学类专业医学物理学实验课程教学基本要求,充分考虑医学院校学生的学习特点及专业特点,结合编者多年的医学物理学实验教学经验,参考国内外相关教材编写而成的。

　　全书共分5章,包括绪论、实验误差及数据处理、基本物理实验、综合性设计性物理实验、创新性物理实验,共33个实验。在每个具体的实验中,设有实验目的、实验器材、预习提示、实验原理、实验内容、数据记录与处理、注意事项和思考题等内容。

　　本书可作为高等医学院校各专业的教科书和参考书,适合不同层次的教学要求。

图书在版编目（CIP）数据

医学物理学实验教程/薛俭雷,田春华主编. —北京:机械工业出版社,2013.8

"十二五"普通高等教育本科规划教材

ISBN 978-7-111-43249-4

Ⅰ.①医… Ⅱ.①薛…②田… Ⅲ.①医用物理学 – 实验 – 医学院校 – 教材 Ⅳ.①R312-33

中国版本图书馆 CIP 数据核字 (2013) 第 156281 号

机械工业出版社 (北京市百万庄大街 22 号 邮政编码 100037)
策划编辑:张金奎 责任编辑:张金奎 熊海丽
责任校对:李秋荣 封面设计:张 静 责任印制:乔 宇
北京机工印刷厂印刷 (三河市南杨庄国丰装订厂装订)
2013 年 8 月第 1 版第 1 次印刷
169mm×239mm · 11.25 印张 · 276 千字
标准书号:ISBN 978-7-111-43249-4
定价:19.80 元

前　言

　　物理学研究物质世界最基本的运动与变化的现象及其规律，任何复杂的运动和变化都是由最基本的物理运动和变化构成的。因此，物理学是一切自然科学或物质科学的基础，物理学的研究和思维方法贯穿渗透在所有自然科学研究中。物理学对形成人的科学思维能力和提高科学素养发挥着重要作用。

　　实验是物理学的基础，物理学实验可以验证物理规律的正确性，也是探索和揭示物理规律的主要方法。现代的物理学与医学相结合，形成了许多新的交叉学科和边缘学科，如生物物理学、生物医学工程学、血液流变学等。因而，在医学院校中物理实验课的教学直接承担着培养学生的科学素养、创新精神、科学实验能力及全面推进素质教育的任务，不仅要使学生掌握实验所需的物理理论，更重要的是学习物理学的实验方法、思维方法、设计思想及操作技能。因此，我们从 21 世纪关于学生知识结构、能力结构、素质结构的培养目标入手，按照建设国家实验教学示范中心的要求，结合编者长期从事医学物理实验教学的实践经验及教学改革成果，同时参考兄弟院校的经验的基础上编写了此书。

　　本书的编写特色是对医学物理实验的教学体系、教学内容和方法进行了深层次的改革。

　　本书在内容上主要分为五个部分。

　　第一章重点阐述医学物理实验对医学类专业的重要性、医学物理实验常用的实验方法。

　　第二章讲述测量误差、不确定度及数据处理方面的知识。培养学生掌握实验基本知识、测量方法和测量误差及数据处理的方法，提高误差分析能力，写出规范的实验报告。

　　第三章为基本物理实验，包括与医学有关的力学、电磁学、光学、近代物理实验以及电子线路方面的实验。这部分内容注重一些基本物理量的测量、基本实验操作、常用仪器的使用和验证性实验，重点阐述实验原理和计算公式的推导；通过具体而又详尽的实验内容和步骤来验证每个知识点，旨在通过这部分内容加强对学生基本实验技能和基本实验方法的指导。

　　第四章为综合性设计性物理实验。安排这部分内容的目的在于使学生通过实验内容、实验方法、实验手段的综合，培养综合考虑问题的思维方式及运用综合的方法、手段分析问题、解决问题，培养学生创新意识和创新能力，同时培养学生实事求是的科学态度和团队精神。采用以学生独立操作为主，教师辅导为辅的实验教学模式。

第五章为创新性物理实验。创新性实验中，学生在教师的指导下，根据给定的实验目的，提出实验任务和基本要求，由学生自行查阅资料，设计实验方案，选择合适的实验器材，拟定实验程序，完成实验的测量，并对结果进行分析处理。这就为今后他们从事相关工作的设计与研究打下了坚实的基础。

参加编写本书的有：薛俭雷（第三章，第四章中的实验一、实验二、实验三、实验四、实验五），田春华（第四章中的实验七、实验八、实验九、实验十、实验十一、实验十二），万永刚（第二章），张立平（第五章），王晓东（第一章），耿魁（第四章中的实验六）。

在本教材编写过程中，参考了大量我国物理实验教学工作者编著的教材、著作和研究成果，有些已在参考文献中列出，有些未能一一列出，在此向他们一并表示衷心的感谢！本书适合医学院校五年制本科临床医学、口腔、预防、药学、检验、影像、护理、麻醉等专业使用。

本书的编写得到了齐齐哈尔医学院的领导与医学影像实验中心领导的关心和大力支持，同时得到了机械工业出版社的领导与编辑们的支持，在此表示衷心的感谢！

由于编者水平有限，编写时间仓促，本书难免有不当之处，欢迎批评指正。

编　者

目　　录

第一章 绪 论

第一节 医学物理学实验对医学类专业的重要性

物理学是研究物质运动一般规律及物质基本结构的科学，它必须以客观事实为基础，必须依靠观察和实验。归根结底物理学是一门建立在实验基础上的科学，是认识自然的基础。物理实验是根据研究的目的，利用科学仪器设备人为地控制或模拟自然现象，排除次要矛盾的干扰、突出主要矛盾，在最有利的条件下去研究自然规律的一种活动。

医学的研究对象是生物机体的正常生命活动规律以及患病肌体的某些特殊现象，其在自然界中属于较复杂、较高级的物质运动形式，它同样遵循物理学的相关规律。

物理学和医学两大学科相结合，它们相互渗透、相互促进、不断发展，形成了物理学的一个重要分支——医学物理学。它是将物理学的理论、方法和技术应用于医学而形成的一门新兴学科。

包括物理学在内的各门学科，其研究方法都遵循"实践—认识—实践"的认知法则，具体地说，物理学的研究方法包括观察、实践、假说和理论各个环节。自然科学的很多规律是通过实验发现的，其理论是通过实验反复验证而总结出来的。实验可以发现新事实，结果可以为物理规律的建立提供依据，同时，实验又是检验理论正确与否的重要判据。例如，伽利略（Galileo，1564—1642）观察到教堂中吊灯的摆动具有等时性，并依此在实验基础上推导出单摆的振动周期与摆长的平方根成正比，并用于测量人的心率；他发明了测温计，还设计出了第一个现代意义上的显微镜；他用斜面把落体速度放慢进行落体实验，开辟了定量的实验方法。

历史上在对光的本性认识上，波动说与微粒说之争在 18 世纪就已经开始了。1800 年，医生、物理学家托马斯·杨（T. Young，1773—1829）的双缝干涉实验，证实了光具有波动性；1887 年，德国科学家赫兹（H. R. Hertz，1857—1894）发现光电效应，光的粒子性再一次被证明。1905 年爱因斯坦（A. Einstein，1879—1955）的光量子假说总结了光的微粒说和波动说之间的争论，能很好地解释光电效应的实验结果。但是直到 1916 年当密立根以极其严密的实验证实了爱因斯坦的光电方程之后，光的粒子性才为人们所接受。

1895 年 11 月，德国实验物理学家伦琴（W. Röntgen，1845—1923）在实验室发现了 X 射线，并用它拍下了他夫人手骨的照片，这是世界上第一张活体骨骼照片。伦琴将他的新发现写成论文发表后，在整个科学界包括医学界在内引起了巨大的轰动。几周后，芝加哥电气技师格鲁勃（E. Grubbe）利用 X 射线为一名 55 岁患乳腺癌的妇女进行了放射治疗；3 个月后，维也纳一所医院将 X 射线拍片应用于外科诊断。X 射线的发现还进一步推动了气体中电传导的研究，也给洛伦兹创立电子论提供了实验基础。而电子理论又给塞曼效应，即光谱线在磁场中会分裂这一事实以理论解释。

自 1931 年艾琳·居里（I. Joliot-Curie，1897—1956）和她的丈夫弗雷德里克·朱里奥特（F. Joliot-curie，1900—1958）继皮埃尔·居里夫妇发现镭对于动物组织的破坏力以及用于治疗肿瘤的有效性之后，又发现人工放射性物质。随着科学技术的进步，放射性同位素在医学研究、诊断和治疗中发挥了极其重要的作用，并在此基础上建立起一门崭新的学科——核医学。

1963 年，美国物理学家科马克（A. M. Cormack）发现人体不同的组织对 X 射线的吸收本领不同，提出了用投影数据重建图像的数学方法。依此方法，英国工程师亨斯菲尔德（G. N. Hounsfield）在 1972 年研制成第一台头部 X-CT，在临床上使用并获得清晰的诊断影像，使医学影像技术发生重大变革。目前，医用 X-CT 已成为临床医学诊断中最有效的手段之一。

生命科学研究中的一些重大进展也离不开物理学这个基础。例如，脱氧核糖核酸（即 DNA）是储存和传递生命遗传信息的物质基础，它的双螺旋结构的发现，就是在 1953 年由美国生物学家沃森（J. D. Watson）和英国物理学家克里克（F. H. Crick）根据 X 射线衍射方法获得的。

还有光纤内窥镜技术、激光技术、介入技术、X-CT 技术、核磁共振成像技术以及放射线在诊断和治疗肿瘤方面技术的进步和突破，大多是从实验室中诞生的。这些物理学重大理论和技术在医学上的广泛应用，极大地推动了现代医学的发展进程，改善了我们生活的质量，对现代医学的发展产生了巨大而深远的影响。另外，物理实验在素质教育中同样充当着极为重要的角色。因此，医学院校的学生应努力学好医学物理学的理论课和实验课，学会用物理学的理论和技术指导和应用于医学实践活动，为今后的学习和工作打下坚实的基础。

第二节　医学物理学实验课要求

物理实验是学生在教师指导下独立进行实验的一种实践活动，教学方式主要是学生自己动手，完成实验内容规定的任务，教师只是在关键的地方给予提示和指导。因此，要充分发挥学生的主观能动性，通过以下三个教学环节培养学生独立工作的能力和严肃认真、实事求是的工作作风。

一、实验前的预习

预习是至关重要的。为此，要求在实验前必须认真阅读实验教材的相关内容，也可参考其他资料（首次实验要认真学习实验室规则和电学、电子学操作规程），了解实验的全貌，明确该实验的目的、实验原理、待测物理量及实验和测量方法，了解仪器的构造、操作方法和注意事项，在此基础上书写预习报告。预习报告内容主要包括实验名称、实验目的、原理摘要、主要仪器设备、实验步骤、数据记录表格等。上课时，指导教师可以检查学生的预习情况，对于没有预习和未完成预习报告的学生，指导教师有权停止该生本次实验。

二、实验中的操作

实验操作是实验的主要内容。首先要检查仪器设备，看其是否完备、齐全，如有问题，应向指导教师提出解决。然后记录主要仪器的名称、型号、规格和编号，仔细阅读仪器说明书或仪器使用的注意事项，在教师指导下正确地组装和调试仪器，不要盲目操作、急于求成。实验时先观察实验现象，再进行精确测量。在观察、测量时，要做到正确读数，将原始数据如实记录在事先准备好的表格中。原始数据要做到整洁、有条理，以便于计算和复合。如确系错误数据，应轻轻画上一道并注明原因，在旁边写上正确值，使正、误数据都能清晰可辨，以供在分析测量结果和不确定度时参考。

实验中遇到故障时要积极思考，在教师指导下学习排除故障的方法。实验结束时，将实验数据交教师审阅签字，整理还原仪器后方可离开实验室。

三、实验报告的书写

实验后要对实验数据及时处理并撰写出一份简洁明了、工整、有见解的实验报告。其目的是为了培养和训练学生以书面形式总结工作或报告科学成果的能力，这也是物理实验基本功训练的重要组成部分。实验报告要思路清晰、字迹清楚、文理通顺、图表正确、数据完备和结论明确。

四、实验报告、实验室规则及电学、电子学操作规程的内容

1. 实验报告的内容

1）实验名称、实验者和合作者、学号、组别、座位号、日期等。

2）实验目的和要求（预习时完成）。

3）实验仪器设备（在实验时记下型号和规格）。

4）实验原理：用自己的语言简要地写出实验原理、主要计算公式，画出必要的原理图（预习时完成）。

5）实验基本步骤：写出主要的实验操作步骤，注意重点记录实验中的关键步骤。

6）数据记录和处理：将原始数据整理后再记录于实验报告的数据表格中，

并求出误差或不确定度，给出实验结果或结论；绘出相关的图表。

7）实验讨论：对实验结果分析讨论，总结实验过程，对实验中观察到的异常现象进行解释，回答思考题以及提出改进建议等；说明通过实验得到的收获，指出并讨论误差原因，回答课后思考题等。

8）最后，将原始数据记录、图表粘贴在实验报告内一同交上，没有原始数据的实验报告不记成绩。报告中如有严重错误或字迹不清楚，则需重做。

2. 实验室规则

1）进入实验室的一切人员必须严格遵守实验室的各项规章制度。

2）实验前要根据指导教师的讲述或实验教程上的说明检查仪器、元器件，如有缺损应立即向指导教师报告。

3）未了解仪器性能之前切勿动手操作，使用仪器时必须严格遵守实验操作规程。

4）学生不准私自拆卸仪器，未经教师许可，不许做与本实验内容无关的实验。实验过程中要注意节约实验材料。

5）实验完毕，要清理仪器及元器件，填写仪器使用登记表。关闭电源和水道，做好卫生工作，经实验指导教师允许后方可离开实验室。

6）如有损坏仪器或丢失器材，视情节轻重，对有关责任者要进行相应的处罚。

3. 电学、电子学操作规程

1）首先认清实验仪器和元器件的名称、极性、标值。

2）按电路图摆好各仪器及元器件位置，根据测量范围，选好量程，断开开关。一般用红色导线接电源的"＋"极输出。电表"＋"极接高电势，"－"极接低电势，顺次连接电路。

3）电路连接完毕后，必须请指导教师检查，确认无误后方可闭合开关。

4）在实验测量过程中不允许改变仪器、仪表的量程，如需改变量程，要断开电路（切断电源），在整个电路不通电的情况下，再重新选定量程。

5）测量出实验数据后，经指导教师审阅许可后，方可拆卸电路。拆卸电路时，要先断开开关，关闭电源，再将实验仪器、各元器件及导线整理复原。

第三节　如何做好医学物理学实验

一、端正学习态度，充分认识物理学实验课的重要性。医学物理学实验课是学生接受系统科学实验训练的开端。实验训练能使学生掌握物理实验的基本方法、基本知识和基本技能。

基本的实验方法和测量技术在实际工作中会经常用到，它也是复杂实验和测量的基础。所以，要弄清它的原理、适用条件、操作要领，通过实验训练，达到在实际应用中也能灵活运用的程度。而且还要通过从事科学实验的基本训练来培养学生科学实验的能力和素质。因此学生必须有严肃、认真的学习态度。

医学物理学实验课的教学时数少，需掌握的内容多。因此，学生应充分利用短暂的实验课教学时间。实验前充分地预习，实验中按实验要求合理进行实验操作，仔细观察、思考实验现象，正确记录实验数据，并对实验结果加以全面分析，实验结束后认真写好实验报告，认真上好每一次实验课。

二、实验前应认真预习好基本物理仪器的原理和使用方法，能够借助实验教材或仪器说明书，正确地使用仪器和进行各种基本操作；培养一定的动手操作能力，能够解决实验中的一般性技术问题，排除实验中的简单故障；在一定的仪器设备条件下，通过努力，得出尽可能好的实验结果。只有在大学的医学物理学实验课课堂上，学生才有机会接触许多精密、贵重的物理实验仪器和设备。因此在实验过程中要创造更多的使用和熟悉物理仪器的机会，尽可能做到熟练操作，为掌握复杂的医疗仪器设备打下坚实的基础。

三、要注意养成良好的实验习惯，确保安全第一。良好的实验习惯是培养学生综合素质的重要组成部分，需要经过很多实验的总结、反思、回顾和实验中的不断磨练才能形成。首先根据实验场所的环境和实验所需的器材，正确合理地安排好各种装置、电源及导线的位置，做到实验线路一目了然，实验材料不随意摆放。尽可能减少实验过程中可能发生的人为故障，使实验得以准确、无误、顺利进行。特别是进行电学实验时，要养成安全用电的习惯，对每一个连接点都要确保完好连接。否则线路中只要有一个点虚接，就会浪费大量时间去反复检查线路，使实验不能顺利进行，甚至使整个实验得到错误的结论。

四、要注意掌握实验中所采用的基本测量方法，它也是复杂测量方法的基础，实验过程中不但要理解其原理，同时要尽力熟悉和牢记，通过实验训练，达到在实际应用中能灵活运用的程度。

五、养成真实记录原始实验数据的习惯，字迹一定要清楚、整洁。对原始实验数据一定要实事求是地进行记录，要用钢笔或圆珠笔将原始数据、实验环境的温度、所使用仪器的名称与编号等准确无误地记在事先设计好的表格和预习报告上。对于原始数据绝不能随意更改，有些学生当看到自己的实验结果与所预期的不相符时便随意改动原始数据，这是物理实验的大忌。众所周知，历史上许多物理定律都是由于实验数据与根据已有理论所预期的结果不相一致才得以发现的。所以，真实地记录原始数据是取得正确实验结果的前提。

六、培养对实验结果进行分析、判断的能力。分析能力是实验者最重要、最基本的素质之一，分析是科学思维的基本过程和方法，能使在实验过程中由观察得到的现象和信息所反映的本质及其变化规律得以显现和总结。通过对实验过程中的正常和"反常"现象的分析、测试故障的分析、仪器的分析、测试环境影响的分析、误差分析和测量结果的分析等，来培养学生的分析和综合能力。当实验结果与所预期的不相符时，先根据不符合程度的大小来判断问题可能存在的环节，加以改正后重做实验。若无法判断出问题的原因，则请教师帮助解决，从中学会如何判断和解决问题，从而提高判断分析的能力。

七、珍惜每次实验课的时间。有时在完成规定的测量内容后还有剩余的时间，这时不要忙于结束实验。首先重新回忆和检查一下自己的整个实验过程，分析一下实验可能存在的问题，找出本实验的关键步骤所在，思考怎样做才能使实验更准确。如果仍有剩余时间，则多进行一些仪器的操作，进一步掌握仪器的原理和使用方法。

八、培养学生理论联系实际、实事求是的工作作风，严肃认真、一丝不苟的工作态度，积极主动的探索精神和遵守纪律、团结协作、爱护公物的优良品德。

第四节　医学物理学实验中常用的实验方法

物理实验方法是基本的实验方法，是学习与掌握其他科学实验方法的基础。

一、比较法

比较法是最基本和最重要的测量方法之一。这种方法就是把待测物理量直接或者间接地与作为基准（或标准单位）的同类物理量进行比较而得出结论。比较法可分为直接比较测量法和间接比较测量法。

（1）直接比较测量法　直接比较测量法是把待测物理量 X 与已知的同类物理量或者标准量 S 直接比较，这种比较通常要借助仪器或者标准量具。例如，用米尺来测量某一物体的长度就是最简单的直接比较法。其中分度值毫米就是作为比较用的标准单位。

（2）通过平衡或示零测量进行直接比较　在使用天平称物体的质量时，是利用天平这一仪器达到平衡状态时，使待测量与标准件（砝码）直接比较，其测量结果的准确度受天平本身灵敏度的制约，只能接近砝码的精度。用惠斯通电桥测量未知电阻就是平衡测量，平衡时检流计示零。

（3）间接比较测量法　当一些物理量难用直接比较法测量时，可以利用物理量之间的函数关系将待测物理量与同类标准量进行间接比较测量。如电流表，是利用通电线圈在磁场中受到的电磁力矩与游丝的扭力矩作用达到平衡状态时，电流的大小与电流表指针的偏转量之间具有一定的对应关系而制成的，因此可用电流表指针的偏转量间接比较出电路中的电流。

二、转换测量法

如果知道某些物理量之间的相互关系和函数形式，就可以将一些不易测量的物理量转换成可以或易于测量的物理量来进行测量，此即转换测量法。它几乎渗透到力学实验的各个领域，是物理实验中常用的方法之一。寻求物理量之间的关系，是探索物理学奥秘的主要方法之一，也是物理学中常见的课题。转换测量法大致可分为参量转换测量法和能量转换测量法两大类。

（1）参量转换测量法　它利用各种参量在一定实验条件下存在着的简单的换算关系来实现待测参量的转换测量。例如，测定钢丝的弹性模量 E，就是利用钢丝在线弹性范围内应力与应变成正比的规律，将待测量 E 用弹性模量测定仪转换成对应变量 $\Delta L/L$ 与应力量 F/S 的测量，即通过测量 L、ΔL、F、S，利用公式 $E = (F/S)/(\Delta L/L)$，求出待测量。

参量转换测量法在实用技术中亦有广泛应用，例如，当偏振光进入旋光物质后偏振面将发生旋转，其转角的大小与旋光溶液的浓度成正比，依此可制成测定糖溶液浓度的"量糖计"；用弹簧秤测物体质量，本质上是通过将其转换成测量物体重力来实现的。

（2）能量转换测量法　此法是利用换能器（又称传感器）将一种形式的能量转换成另一种形式的能量进行测量。

1）热电换测：它是将热学量转换成电学量进行测量的。热电偶即是利用温差电效应，吸收被测物体的热量并将其转换成电能，将温度测量转换成温差电动势的测量。

2）磁电换测：这种方法利用半导体的霍尔效应，用霍尔电势的大小反映磁感应强度的大小，以霍尔电势的方向判断磁感应强度的方向，是磁电换测中的方法之一。

3）压电换测：它通过压力与电势间的变换进行测量。一些结构上不对称的晶体，或正常的晶体，由于切割而具有不对称结构，如石英、钛酸钡、酒石酸钾钠等，它们在特定方向受压力时会发生极化，进而在两个端面出现电势差，这种现象称为压电效应。这个现象的逆效应是在这种晶片的特定方向加上一定电压，晶体将发生弹性形变，称为电致伸缩效应。利用这种性质可制成压电传感器，实现压力与电势间的变换测量。

4）光电换测：通过光通量的变化转换为电量变化再进行测量称为光电换测。如常见的硅光电池、光敏二极管、光敏晶体管、光电倍增管等皆为光电换测传感器（器件）。其中硅光电池可把光能直接转换为电能，其转换效率为 12%，故可作为电源使用。

三、线性放大法

当待测量很小又无法使用宽度展延时，就必须考虑予以放大，而且必须线性放大，否则会失真。常见的放大方法有以下几种：

（1）机械放大　利用机械部件之间的几何关系使标准单位量在测量过程中

得到放大，从而提高测量仪器的分辨率，增加测量的有效数字的位数。例如，在游标盘的设计中，若盘的半径做得越大，其分辨率会越高。千分尺（旧称螺旋测微计）的原理等皆属于机械放大。

（2）电磁放大　在电磁学物理量的测量中，鉴于被测量微弱，常需放大才便于检测。另外，在非电学量测量中将其转换成电学量再进行放大而测量之，几乎成为科技人员的常用方法。如在光电效应测普朗克常量的实验中，测量电流时，仪器中设置了微电流放大器，否则就无法检测。这个例子是通过电子线路实现放大的。

此外，将待测电学量利用示波器或显像管将信号放大进行测量，不但能定性，而且可以定量，还兼有直观的优点。例如，示波器应用及电子束偏转实验的测量中即利用此类放大方法。

（3）光学放大　望远镜、读数显微镜以及许多仪表中应用的"光杠杆"皆属于光学放大。光学放大有稳定性好，受环境干扰小的特点，几乎渗透到各个科研领域。

四、模拟法

模拟法是以相似性原理为基础，从模型实验开始发展起来的，是研究物质或事物物理属性变化规律的实验方法。此法并不直接研究某物理现象或物理过程的本身，而是根据相似性原理人为地制造一个类似于被研究对象或者运动过程的模型来进行实验。它可分为物理模拟法和数学模拟法。

（1）物理模拟法　若被模拟的物理过程与模拟的物理本质与过程是一致的，则称之为物理模拟法。如利用风洞对汽车进行气动力和气动力矩的测量、表面压强的测量，用"流槽"模拟河流的冲积作用等皆属于物理模拟法。

（2）数学模拟法　两个物理量，尽管它们的物理本质和产生的物理现象或过程并不相同，但可用相同的数学表达式来反映它们的规律。这样，就可以用其中的一个物理过程来模拟另一个物理过程，这称为数学模拟法。如流体力学中，用液体的速度场模拟气体的速度场即属此种方法。

五、光的干涉、衍射法

干涉法是将一列行波分成两个或两个以上的波列，使它们在同一区域中叠加而形成稳定的干涉图样，通过对干涉图样的分析而对行波的特性进行研究的一种方法，在精密测量中，光的干涉、衍射法具有重要的意义。光的波长虽然很小，但干涉条纹间的距离或干涉条纹的数目却是可以计量的。因此，通过对条纹数目或条纹改变量的计量，可以获得以波长为单位对光程差的计量。干涉法在引入全息摄影技术后已发展成一门新的技术——干涉计量技术。光的衍射原理和方法在现代物理实验方法中具有重要的地位。光谱技术与方法、X射线衍射技术与方法、电子显微技术与方法都与光的衍射原理与方法相关，它们已成为现代物理技术与方法的重要组成部分，在人类研究微观世界和宇宙空间中发挥着重要的作用。现介绍两种常见的基本干涉法。

（1）驻波法 驻波，是指两列纵波或两列具有相同偏振面的横波，以相同的频率、相近的振幅和恒定的相位差，彼此沿相反方向传播，叠加后形成的波。实验中常使波传播遇到障碍物（或另一种介质的界面）而产生反射波，它与入射波叠加，相互干涉而形成驻波。此外，光学测量中广泛应用的"等厚干涉法"也是利用入射光波与反射光波相干形成驻波而进行测量的，它在检验工件的光洁度和球面度，测量微小长度、角度等方面快捷而有效。

（2）衍射法 光波通过与其波长可以比拟的狭缝时会发生衍射现象。在波的衍射中，波场能量的分布，是连续的相干波源发出的波相互干涉的结果，所以衍射现象的本质，是一种特殊的干涉。衍射法是光学测试的一种重要方法，许多仪器是依此设计的。汞光源通过光栅衍射得到汞灯的光栅光谱，从而可求出谱线的波长，该实验在一定程度上体现了光栅摄谱的思想。而光栅摄谱仪的分辨率是很高的，它对于确定与分析发光物质的成分是一种十分快速、便捷的分析手段。

六、测量宽度延展法

当待测量的数量级与测量仪器的误差较为接近时，其测量数据是不可信的。如何改进测量方法，增加测量值的有效数字，从而提高测量的精度呢？宽度延展法将在一定程度上解决这一问题。

如欲测某均匀细丝的直径，可将其并排密绕 100 匝，测量出其宽度而求之。又如在单摆测重力加速度实验及三线摆测转动惯量实验中，测量摆的周期时，采用测量 10 个或 50 个周期的时间来求周期。这种在不改变待测物理量性质的情况下，将待测量延展若干倍，从而增加待测量的有效数字位数，降低测量值的相对误差的方法称为测量宽度延展法。

七、仿真法

仿真法是利用计算机编程和 3D 动画等模拟（仿真）真实实验装置的结构、功能和实验环境，通过计算机进行相关实验操作的方法。通过实验操作，既能加强学生对实验的物理思想和方法、仪器的结构及功能原理的理解，又能对仪器的操作方法进行训练，可以达到实际实验难以实现的效果；实现了培养设计思考能力、比较判断能力、动手能力，学习实验技能，深化物理知识的目的。另外，它还有无真实装备的损坏、使用成本低、利于资源共享等优点。

上述几种基本实验方法，在医学物理学实验及科学研究中都有着广泛的应用。在具体的实验中，往往需要把几种方法结合起来应用。因此，实验者只有对各种实验方法有深刻的了解，才能在今后的学习和工作中熟练应用。

第二章　实验误差及数据处理

物理实验的目的不仅是要定性地观察各种物理现象和发现、验证物理规律，更重要的是要定量测定，找出有关物理量之间的关系，对实验中测得的大量数据必须经过正确的记录和处理才能得出正确的结论。本章将介绍一些物理量测量的基本知识、实验误差与数据处理、实验不确定度评定、有效数字及其运算、数据记录的制表法与作图法等。

第一节　物理量的测量及实验误差与数据处理

任何测量和实验都受到误差的影响，估算并分析误差是科学实验过程中极为重要的组成部分。有关的误差理论及其应用已发展成为一门专门的学科，作为进行科学实验基本训练的物理实验课，必须教授学生正确的最基本的误差理论知识，它包含误差的成因、减少测量误差的基本方法及其分类，以及误差的估算与测量结果的正确表达。本节讲的是基础的误差理论，它为物理实验而写，并适用于其他实验过程，是一切实验的基础知识。

一、测量与误差

1. 测量及其分类

物理实验内容包括两个重要的方面：一是对物理现象的细致的观察；二是对物理量的精确测量。观察是对现象的定性了解，测量是定量的研究。测量是物理实验的基础，研究物理现象，了解物质特性，验证物理原理都要进行测量。

所谓测量就是将待测量与规定的同类标准单位量相比较，在允许的误差范围内测得该待测量的大小。例如，长度的单位是米、厘米和毫米；质量的单位是千克、克和毫克；电流的单位是安培、毫安和微安；时间的单位是秒、毫秒和微秒等，而且每一个测量值都是由数值（倍数）与单位构成的。

根据获得测量结果的方法不同，测量可分为直接测量和间接测量。直接测量是指某些待测量可直接从仪器上读出。例如，用米尺测物体的长度，用天平测物体的质量，用电流计测量线路中的电流，用秒表测量时间等都是直接测量。间接测量是指许多待测量往往不能直接测得，需要利用直接测量的量与待测量之间的已知函数关系进行运算，从而得到该待测量的测量结果。例如，测量球体的体积 V 时，先直接测量球的直径 d，再经公式 $V = \pi d^3 / 6$ 可计算出球体的体积。

根据测量条件的异同，测量可分为等精度测量和非等精度测量。实验中对同一待测量，用同一仪器（或精度相同的仪器），在同一条件下进行的各次测量是等精度测量，否则是非等精度测量。等精度测量的各个测得量的可靠程度是相同的。因此，只有等精度测量量才能进行误差计算。

2. 测量的数据

直接测量的数据是从仪器上直接读取的，因此直接测量的数据称为读数或原始数据，它是测量的原始依据。在实验中，原始数据必须边测量边记录，不得事后补记。

间接测量的数据是通过对直接测量的原始数据进行某种数学运算得到的，因此有时把间接测量的数据叫做得数。

3. 测量的误差及其分类

任何一个待测量在一定的条件下都存在着确定的客观真实值，这个值称为该待测量的"真值"。实际测得的量称为测量值。任何测量仪器、测量方法、测量环境、测量者的观察力等都不能做到绝对严密，因此测得的结果只能准确到一定的程度，不能认为测量的结果就是它的真值，真值是不可能确切测得的。

测量误差就是测量值与真值之间的差值。实验证明：测量结果都有误差，误差自始至终存在于一切科学实验和测量的过程中。在实验中，每使用一种仪器，进行一次测量，都会引入误差。测量一个物理量用的仪器越多，引入误差的机会就越多，因此分析测量中可能产生的误差，尽可能消除或减少其影响，并对测量结果中未能消除的误差作出估算，是物理实验和其他科学实验必不可少的工作，为此我们必须了解误差的概念、特性、产生的原因和估算方法等有关知识。

测量误差的来源是多方面的，就其性质而言可分为系统误差和偶然误差。

在一定的测量条件下做多次重复测量时，误差的数值和正负号有较明显的规律，这种误差称为系统误差。系统误差主要是由于仪器本身的缺陷或没有按规定条件使用仪器（如天平臂不等、砝码的质量不准、仪器零点未校准等）；定理或公式本身不够严密或实验方法粗糙；实验者技术不够熟练，有不良习惯，使测量值总是有规律地朝某一方向偏离真值等造成的，因此系统误差又叫恒定误差，可以通过校准仪器，改进实验装置和实验方法或对测量结果进行理论上的修正而加以消除或尽可能减少。

偶然误差又称随机误差，是指在一定的测量条件下做多次重复的测量，误差的数值和正负号没有明显规律。这种误差是由于许多不可预测的偶然因素造成的。如测量时外界温度或湿度的微小起伏、杂散电磁场的干扰、不规则的机械振动和电压的随机波动等使实验过程中的物理现象和仪器的性能时刻发生随机的变化，致使每一次测量值围绕着测量的平均值发生有涨落的变化。偶然误差的出现，就某一次测量值来说是没有规律的，其大小和方向都不能预知，但对一个量进行足够的多次测量，则会发现它们的偶然误差是按一定的统计规律分布的，并且正、负误差出现的机会相等。因此，增加重复测量的次数可以减小偶然误差，但是偶然误差是不可能消除的。

必须强调的是：误差与测量中的错误是根本不同的。测量中的错误是由于实验者在测量、记录或计算时读错、记错、算错或实验设计错误、操作不当等造成的。测量中的错误不是误差，它完全可以且必须避免。

4. 对测量结果的评价

测量结果的正确度与精密度分别是对系统误差和偶然误差的描述。一方面，从测量中可以知道，系统误差越大，测量结果对其真值的偏差也越大。通常将系统误差的大小作为反映正确度高低的定量指标。另一方面，对同一被测量做多次重复测量时，各测量值之间的接近程度是对测量值的精密度的描述。因此，在测量中偶然误差越大，则多次重复测量同一被测量所得的各次测量值相互之间的偏离也越大，即越分散，表明测量值的精密度越低。可见偶然误差可以作为反映精密度高低的定量指标。精度又称精确度，用它来描述测量结果与真值的接近程度。精确度包含了正确度和精密度两方面的含义。只有当系统误差和偶然误差都小时才能认为精确度高。精确度描述了对同一被测量做多次重复测量时，所有测量值对其真值的接近程度以及各测量值之间的接近程度。

正确度、精密度和精确度三者之间的关系可以用打靶时弹着点的分布情况来说明，如图2-1-1所示。图2-1-1a显示弹着点集中，表示精密度高，即偶然误差小，但位置不正，所有弹着点均离靶心较远，表示有一较大的系统误差，正确度低；图2-1-1b显示弹着点较分散，表示精密度不如图2-1-1a，但所有弹着点都在靶心附近，表示正确度较图2-1-1a高，即系统误差较图2-1-1a小；图2-1-1c显示所有弹着点都集中于靶心，表示精密度和正确度都高，即偶然误差和系统误差均小，精确度高。

　　　　a)　　　　　　　　　　b)　　　　　　　　　　c)

图2-1-1　正确度、精密度、精确度的形象描述

二、系统误差的修正

在许多情况下，系统误差是影响测量结果精确度的主要因素，然而它又常常不明显地表现出来。因此，找出系统误差并设法修正它或消除它的影响是误差分

析的一个重要内容。系统误差的表现各式各样，必须认真地研究和分析测量原理、仪器及装置的配置、仪器的调整和使用方法、测量条件的选择以及环境因素等与实验全过程有关的各个环节，采取适当的手段去消除系统误差对测量结果的影响。

下面简单介绍几种修正系统误差的方法。

1）对理论公式进行合理的修正。

2）严格遵守仪器、装置的调节要求和使用条件。

3）采用特殊的测量方法。例如，用复称法消除天平臂长不等所引起的误差；用电桥测电阻时，采用比较的方法，用标准电阻代替待测电阻使电桥重新达到平衡，这时标准电阻的数值就等于待测电阻值，这样可避免桥臂的系统误差；对分光计则采用对称测量方法以消除偏心误差等。

以上只介绍了几种较简单的分析、修正系统误差的方法，但系统误差的问题往往都是很复杂的，解决它的方法也有多种多样，应该在实际工作中不断地学习和研究。

三、偶然误差的估计及测量结果的表示

现在我们假定在没有系统误差存在的情况下来讨论偶然误差问题。

直接测量和间接测量都有误差，间接测量的数据依赖于直接测量，因此直接测量的误差也必然影响到间接测量的误差，二者之间存在一定的联系。我们首先讨论直接测量的误差，然后讨论间接测量的误差，最后介绍测量结果的表示法。误差的表示方法有两种：一种是绝对误差，一种是相对误差，二者存在一定的联系。

1. 直接测量的误差

（1）单次直接测量偶然误差的估计   实际工作中，有时测量不能重复，有时不需要精确测量，我们可采取一次测量并估计误差。估计误差要根据仪器上注明的仪器误差以及测量条件来确定。没有注明仪器误差的仪器，可取仪器的分度值的一半作为本次测量的误差，例如用米尺测量物体的长度，米尺的分度值为1mm 时，误差可取 0.5mm。从教学角度看，只做一次测量的误差值，可根据实验的不同情况以及学生的实验技巧的高低来具体对待。

（2）多次测量偶然误差的估计

1）以算术平均值代表测量结果：偶然误差在测量次数足够多的情况下服从统计规律，即测量值比真值大的概率和比真值小的概率几乎相等。在操作方法正确的情况下，各次测量的结果都应在真值附近。

设被测量的真值为 n，测量次数为 k，各次测量值分别为 N_1，N_2，$\cdots$，N_k，则各次测量值与真值之差分别为

$$\Delta n_1 = N_1 - n, \ \Delta n_2 = N_2 - n, \ \cdots, \ \Delta n_k = N_k - n$$

根据前面的分析，这些差值有正有负，在测量次数足够多的情况下

$$\lim_{k \to \infty} (\Delta n_1 + \Delta n_2 + \cdots + \Delta n_k) = 0 \qquad (2\text{-}1\text{-}1)$$

$$n = \lim_{k \to \infty} \frac{N_1 + N_2 + \cdots + N_k}{k} \qquad (2\text{-}1\text{-}2)$$

式（2-1-2）表明无限多次测量值的平均值等于真值。

在实际测量中，实验次数总是有限的，当 k 为有限值时，式（2-1-1）不等于零，算术平均值也不等于真值，但接近于真值，测量的次数越多，就越接近于真值。算术平均值用 $\overline{N}$ 表示，即

$$\overline{N} = \frac{1}{k} \sum_{i=1}^{k} N_i = \frac{1}{k} (N_1 + N_2 + \cdots + N_i) \qquad (2\text{-}1\text{-}3)$$

2）标准误差：根据误差的定义可知真值不能确定，因此误差也只能估计。估计偶然误差的方法有很多种，最常用的是用标准误差来表示偶然误差。

设对某一物理量在测量条件相同的情况下进行 k 次无明显系统误差的独立测量。用测量值的算术平均值 $\overline{N}$ 来表示测量结果。每一次测量值 N_i 与 $\overline{N}$ 之差称为偏差，记为

$$\Delta N_i = N_i - \overline{N} \quad (i = 1, 2, \cdots, k) \qquad (2\text{-}1\text{-}4)$$

显然每次测量的偏差有正、有负，有大、有小，因而常用"方均根"对它们进行统计，得到的结果就是单个测量值的标准误差，用 σ 表示：

$$\sigma = \sqrt{\frac{\sum_{i=1}^{k} (N_i - \overline{N})^2}{k - 1}} \qquad (2\text{-}1\text{-}5)$$

k 次测量结果的算术平均值 $\overline{N}$ 的标准误差为

$$\sigma_{\overline{N}} = \frac{\sigma}{\sqrt{k}} = \sqrt{\frac{\sum_{i=1}^{k} (N_i - \overline{N})^2}{k(k - 1)}} \qquad (2\text{-}1\text{-}6)$$

式（2-1-6）表示多次测量减小了偶然误差。

3）算术平均误差：还有一种偶然误差的估计方法是算术平均误差，记为

$$\delta_N = \frac{1}{n} \sum_{i=1}^{k} |\delta_{N_i}| \qquad (2\text{-}1\text{-}7)$$

式中，$\delta_{Ni} = N_i - \overline{N}$。

算术平均误差常用于误差分析、实验设计或作粗略的误差计算。

2. 间接测量的误差计算

很多实验中进行的测量都是间接测量。间接测量的结果是由直接测量结果根据一定的数学公式计算出来的。因此，直接测量结果的误差必然影响间接测量的

结果，这种影响的大小也可以由相应的数学公式计算出来。表达各直接测量结果的误差与间接测量结果的误差之间关系的式子称为误差传递公式。

（1）误差传递的基本公式　设间接测得量的数学表达式为

$$N = f(x, y, z, \cdots) \tag{2-1-8}$$

式中，x，y，z，$\cdots$为独立的物理量（直接测得量）。对式（2-1-8）求全微分，有

$$dN = \frac{\partial f}{\partial x}dx + \frac{\partial f}{\partial y}dy + \frac{\partial f}{\partial z}dz + \cdots \tag{2-1-9}$$

把 dN，dx，dy，dz，$\cdots$看作误差，式（2-1-9）就是误差的传递公式。当 x，y，z，$\cdots$有微小改变 dx，dy，dz，$\cdots$时，N 改变 dN，通常误差远小于测量值。

有时把式（2-1-8）取对数后，再求全微分，有

$$\ln N = \ln f(x, y, z, \cdots) \tag{2-1-10}$$

$$\frac{dN}{N} = \frac{\partial \ln f}{\partial x}dx + \frac{\partial \ln f}{\partial y}dy + \frac{\partial \ln f}{\partial z}dz + \cdots \tag{2-1-11}$$

式（2-1-9）和式（2-1-11）就是误差传递的基本公式。其中，式（2-1-9）中的 $\frac{\partial f}{\partial x}dx$，$\frac{\partial f}{\partial y}dy$，$\frac{\partial f}{\partial z}dz$，$\cdots$及式（2-1-11）中的 $\frac{\partial \ln f}{\partial x}dx$，$\frac{\partial \ln f}{\partial y}dy$，$\frac{\partial \ln f}{\partial z}dz$，$\cdots$各项叫做分误差，$\frac{\partial f}{\partial x}$，$\frac{\partial f}{\partial y}$，$\frac{\partial f}{\partial z}$，$\cdots$或 $\frac{\partial \ln f}{\partial x}$，$\frac{\partial \ln f}{\partial y}$，$\frac{\partial \ln f}{\partial z}$，$\cdots$叫做误差的传递系数。由式（2-1-9）及式（2-1-11）可见：一个量的测量误差对于总误差的贡献，不仅取决于其本身误差的大小，还取决于误差传递系数。对于和、差的函数，直接应用式（2-1-9）比较方便；对于积、商的函数，用式（2-1-11）更简捷合理。

（2）偶然误差的传递与合成　由各部分的分误差组合成总误差，就是误差的合成，误差的传递公式（2-1-9）、公式（2-1-11）包含了误差的合成。

各个独立量测量结果的偶然误差，是以一定方式合成的。如果用标准误差代表偶然误差，则它们的合成方式是方和根合成，根据式（2-1-9）及式（2-1-11）有

$$\sigma_N = \sqrt{\left(\frac{\partial f}{\partial x}\right)^2 \sigma_x^2 + \left(\frac{\partial f}{\partial y}\right)^2 \sigma_y^2 + \left(\frac{\partial f}{\partial z}\right)^2 \sigma_z^2 + \cdots} \tag{2-1-12}$$

$$\frac{\sigma_N}{N} = \sqrt{\left(\frac{\partial \ln f}{\partial x}\right)^2 \sigma_x^2 + \left(\frac{\partial \ln f}{\partial y}\right)^2 \sigma_y^2 + \left(\frac{\partial \ln f}{\partial z}\right)^2 \sigma_z^2 + \cdots} \tag{2-1-13}$$

常用函数的标准误差传递公式如表 2-1-1 所示。

表 2-1-1　常用函数的标准误差传递公式

函数表达式	标准误差传递（合成）公式
$N = x + y$	$\sigma_N = \sqrt{\sigma_x^2 + \sigma_y^2}$
$N = x - y$	$\sigma_N = \sqrt{\sigma_x^2 + \sigma_y^2}$
$N = x \cdot y$	$\dfrac{\sigma_N}{N} = \sqrt{\left(\dfrac{\sigma_x}{x}\right)^2 + \left(\dfrac{\sigma_y}{y}\right)^2}$
$N = \dfrac{x}{y}$	$\dfrac{\sigma_N}{N} = \sqrt{\left(\dfrac{\sigma_x}{x}\right)^2 + \left(\dfrac{\sigma_y}{y}\right)^2}$
$N = \dfrac{x^k y^m}{z^n}$	$\dfrac{\sigma_N}{N} = \sqrt{k^2\left(\dfrac{\sigma_x}{x}\right)^2 + m^2\left(\dfrac{\sigma_y}{y}\right)^2 + n^2\left(\dfrac{\sigma_z}{z}\right)^2}$
$N = kx$	$\sigma_N = k\sigma_x,\ \dfrac{\sigma_N}{N} = \dfrac{\sigma_x}{x}$
$N = \sqrt[k]{x}$	$\dfrac{\sigma_N}{N} = \dfrac{\sigma_x}{kx}$
$N = \sin x$	$\sigma_N = \lvert \cos x \rvert \sigma_x$
$N = \ln x$	$\sigma_N = \dfrac{\sigma_x}{x}$

由表 2-1-1 可见：加、减法运算用绝对误差二次方和计算误差，乘、除法运算用相对误差二次方和计算误差，都取正号。归纳起来求间接测量结果误差（标准误差的方和根合成）的步骤为：

1）对函数求全微分（或先取对数再求全微分）。

2）合并同一变量的系数。

3）用标准误差代替微分项，求二次方和。

科学实验中一般都采用方和根合成法来估计间接测量结果的偶然误差。如果系统误差是主要的，且其符号又不能确定，则不必区分系统误差和偶然误差，或假定偶然误差是在极端条件下合成的，我们将对式（2-1-9）和式（2-1-11）中各项取绝对值相加，即

$$\Delta N = \left\lvert \frac{\partial f}{\partial x}\Delta x \right\rvert + \left\lvert \frac{\partial f}{\partial y}\Delta y \right\rvert + \left\lvert \frac{\partial f}{\partial z}\Delta z \right\rvert + \cdots \tag{2-1-14}$$

$$\frac{\Delta N}{N} = \left\lvert \frac{\partial \ln f}{\partial x}\Delta x \right\rvert + \left\lvert \frac{\partial \ln f}{\partial y}\Delta y \right\rvert + \left\lvert \frac{\partial \ln f}{\partial z}\Delta z \right\rvert + \cdots \tag{2-1-15}$$

这种方法是误差的算术合成法，常用在误差分析、实验设计或作粗略的误差计算中。常用函数的算术合成误差传递公式如表 2-1-2 所示。

表 2-1-2　常用函数的算术合成误差传递公式

函数表达式	误差合成（传递）公式
$N = x + y$	$\Delta N = \Delta x + \Delta y$
$N = x - y$	$\Delta N = \Delta x + \Delta y$
$N = x \cdot y$	$\dfrac{\Delta N}{N} = \dfrac{\Delta x}{x} + \dfrac{\Delta y}{y}$
$N = \dfrac{x}{y}$	$\dfrac{\Delta N}{N} = \dfrac{\Delta x}{x} + \dfrac{\Delta y}{y}$
$N = \dfrac{x^k y^m}{z^n}$	$\dfrac{\Delta N}{N} = k\dfrac{\Delta x}{x} + m\dfrac{\Delta y}{y} + n\dfrac{\Delta z}{z}$
$N = kx$	$\Delta N = k\Delta x,\ \dfrac{\Delta N}{N} = \dfrac{\Delta x}{x}$
$N = \sqrt[k]{x}$	$\dfrac{\Delta N}{N} = \dfrac{\Delta x}{kx}$

表中公式中每一项都取正值。加、减法运算用绝对误差相加计算误差，乘、除法运算用相对误差相加计算误差。

3. 测量结果的表示——绝对误差和相对误差

（1）绝对误差　通常把测量结果写成 $N \pm \Delta N$，其中 N 是测量值，它可以是一次测量值，也可以是多次测量的平均值 $\overline{N}$，ΔN 是绝对误差。对多次测量的结果，一般用 $\overline{N} \pm \sigma_{\overline{N}}$ 代表 $N \pm \Delta N$。例如，测得一长度为 $L = (7.04 \pm 0.06)$ cm，它并不表示 L 只有 $(7.04 + 0.06)$ cm $= 7.10$cm 和 $(7.04 - 0.06)$ cm $= 6.98$cm 两个值，而是表示 L 在 7.04cm 附近正、负 0.06cm 的范围内包含真值的一定的可能性（概率）。因此，不排除多次测量中有部分测量值在 $N \pm \Delta N$ 以外。不同的估计方法得到的 ΔN 表示在 $N \pm \Delta N$ 范围内包含真值的不同的概率；或者说对于不同的置信度，ΔN 的大小是不同的。

（2）相对误差　绝对误差可以说明测量结果的误差范围，但不能更客观地反映测量的准确程度。例如测得某物体长度的平均值为 1.000m，绝对误差为 1mm，测得另一物体长度的平均值为 1.0cm，绝对误差也为 1mm。但误差对于平均值的百分比，前者小于后者，显然前者测量的准确程度高于后者。为此引入相对误差的概念，用 E 来表示：

$$E = \frac{\Delta N}{N} \times 100\% \qquad \left(\text{即等于} \frac{\sigma}{N} \times 100\% \text{ 或} \frac{\sigma_{\overline{N}}}{N} \times 100\%\right) \qquad (2\text{-}1\text{-}16)$$

有时被测量的量有公认值或理论值，则用百分误差加以比较：

$$百分误差 = \frac{|测量值 - 理论值|}{理论值} \times 100\% \tag{2-1-17}$$

相对误差与绝对误差之间的关系是

$$\Delta N = N \times E = N \times \frac{\Delta N}{N} \tag{2-1-18}$$

考虑到相对误差，测量结果应表示为

$$N' = N \pm \Delta N = N\ (1 \pm E) \tag{2-1-19}$$

则多次测量结果表示为

$$N = \overline{N} \pm \sigma_{\overline{N}} = \overline{N}\left(1 \pm \frac{\sigma_{\overline{N}}}{N}\right) = \overline{N}\ (1 \pm E) \tag{2-1-20}$$

一般情况下相对误差可取两位数字。

由误差传递公式可以看出，间接测量量为和、差的函数时，应先计算绝对误差，而当间接测量量为积、商的函数时，应先计算相对误差，这将给误差计算带来很大的方便。

【例 2-1-1】 用单摆测定重力加速度的公式为 $g = \frac{4\pi^2 l}{T^2}$，今测得 $T = (2.000 \pm 0.002)$ s，$l = (100.0 \pm 0.1)$ cm。试求重力加速度 g 及其绝对误差 σ_g 与相对误差 E_g。

解：已知 $g = \frac{4\pi^2 l}{T^2}$，按误差传递公式，g 的绝对误差为

$$\sigma_g = \sqrt{\left(\frac{\partial g}{\partial T}\right)^2 \sigma_T^2 + \left(\frac{\partial g}{\partial l}\right)^2 \sigma_l^2} = \sqrt{\left(-\frac{8\pi^2 l}{T^3}\right)^2 \sigma_T^2 + \left(\frac{4\pi^2}{T^2}\right)^2 \sigma_l^2}$$

$$= \sqrt{\frac{16\pi^4}{T^4}\left(\frac{4l^2}{T^2}\sigma_T^2 + \sigma_l^2\right)} = \frac{4\pi^2}{T^2}\sqrt{\frac{4l^2}{T^2}\sigma_T^2 + \sigma_l^2}$$

$$= \frac{4 \times 3.142^2}{2.000^2}\sqrt{\frac{4 \times 100.0^2}{2.000^2} \times 0.002^2 + 0.1^2}\,\text{cm} \cdot \text{s}^{-2}$$

$$= 2.2\,\text{cm} \cdot \text{s}^{-2}$$

$$g = \frac{4\pi^2 l}{T^2} = \frac{4 \times 3.142^2 \times 100.0}{2.000^2}\,\text{cm} \cdot \text{s}^{-2} = 987.2\,\text{cm} \cdot \text{s}^{-2}$$

绝对误差一般取一位，测量结果最佳值的末位数应与绝对误差的位数对齐。因此，g 的测量结果应表示为：

$$g = (987 \pm 2)\ \text{cm} \cdot \text{s}^{-2}$$

g 的相对误差为

$$E_g = \frac{\sigma_g}{g} \times 100\% = \frac{2.2}{987.2} \times 100\% = 0.22\%$$

四、电学测量的仪表误差

电学测量的仪表误差，一方面决定于仪表结构的完善程度，叫做仪表的基本误差，另一方面决定于仪表的安装是否合理，是否调试正常。我们主要讨论仪表的基本误差。设仪表刻度的任一标称值为 N_i，其与真值间的绝对误差为 ΔN_i，其中误差最大值为 ΔN_m。用 N_m 表示仪表刻度尺的满刻度读数（等于量程），则仪表的基本误差 α 记为

$$\alpha = \frac{\Delta N_m}{N_m} \times 100\% \qquad (2\text{-}1\text{-}21)$$

仪表的基本误差是划分仪表准确度等级的依据。国家规定的准确度分为 0.1级、0.2级、0.5级、1级、1.5级、2.5级、5.0级，共七级。这些相应的等级数字表示仪表的基本误差。例如，0.1 级仪表的基本误差为 0.1%，2.5 级仪表的基本误差为 2.5%。

在使用电学仪表时，最大误差范围 ΔN_m 可由式（2-1-21）得出：

$$\Delta N_m = N_m \cdot \alpha \qquad (2\text{-}1\text{-}22)$$

式中，N_m 为选择的量程；α 由仪表等级确定。

测量的相对误差 E 也可求出。设量程为 N_m，某次测量值为 N_i，最大绝对误差为 ΔN_m，则相对误差为

$$E = \frac{\Delta N_m}{N_i} = \frac{\Delta N_m}{N_i} \cdot \frac{N_m}{N_m} = \frac{\Delta N_m}{N_m} \cdot \frac{N_m}{N_i} = \alpha \cdot \frac{N_m}{N_i} \qquad (2\text{-}1\text{-}23)$$

式（2-1-23）说明，相对误差的大小与仪表的准确度等级 α 及量程大小成正比，与待测量的大小成反比。除了尽量选择准确度等级高的仪表外，在不超过最大测量值的前提下，尽量选择较小的量程来减小测量的误差。这里应强调选择量程的重要性，在仪表级别已确定的情况下，量程选得过小容易损坏电表，量程选得过大，又会使测量误差增大，二者必须兼顾。

一旦仪表的量程确定后，就是如何从仪表上读取测量原始数据的问题。关键是如何确定有效数字的可疑位（有效数字的问题下面会讲到）。方法是，先由式（2-1-22）求出绝对误差 ΔN_m，再确定有效数字的可疑位及相对误差。

【例 2-1-2】 准确度等级为 0.1 级的万用电表，量程为 10V，仪表指示数为 8.26V，求其绝对误差、最后的测量结果及相对误差；如果万用电表的准确度等级为 1 级，量程和仪表的指示数均不变，结果又如何？

解：绝对误差

$$\Delta N_m = N_m \cdot \alpha = 10V \times 0.1\% = 0.01V$$

由此可确定读数的可疑位在百分位上，读数为 8.26V。

相对误差

$$E = \frac{\Delta N_m}{N_i} = \frac{0.01}{8.26} = 0.12\%$$

测量结果

$$U = (8.26 \pm 0.01) \ \text{V}$$

若仪表的准确度等级为 1 级，则

$$\Delta N_{\text{m}} = N_{\text{m}} \cdot \alpha = 10\text{V} \times 1\% = 0.1\text{V}$$

读数的可疑位在十分位，因而不能读 8.26V，而应读作 8.3V。

相对误差

$$E = \frac{\Delta N_{\text{m}}}{N_i} = \frac{0.1}{8.3} = 1.2\%$$

测量结果

$$U = (8.3 \pm 0.1) \ \text{V}$$

以上的计算表明，在仪表的指示数及量程均相同的条件下，仪表的级别不同，测量结果的可疑位、误差及最后读数均不相同。

五、有效数字及其运算

1. 有效数字的概念

当用仪器对某一物理量进行测量时，由于仪器精度（即仪器上的分度值）的限制和读数无法完全准确等原因，所以只能读出其近似值。仪器的精度越高，它的分度值就越小。仪器的精度限制了测量的准确程度。例如，用米尺测量某一物体的长度，测得的值在 4.6cm 和 4.7cm 之间。若要再准确一点，就要在 0.1cm 以下进行估测读数。例如估测的读数为 4.64cm，最后一位的 "4" 就是实验者用自己的眼睛估测的读数，显然不够准确。不同的实验者估计的数值也不一定相同，因此这个末位数就是可疑的数字，这一位叫可疑位，或称欠准确位，低于可疑位的数字是无意义的，要四舍五入。直接测量数据的可疑位就是仪器分度值的下一位。

综上所述，把测量的数据记录到可疑位为止，这样的数据叫做有效数字。直接测量的有效数字决定于测量仪器的精度，有效数字的位数不能随意增减。

确定有效数字的位数时应注意的事项：

1）有效数字与 "0" 的关系。测量数据末位的 "0" 记为有效数字，它表示这一位是可疑位。有效数字首部的 "0" 不记为有效数字。例如，用米尺测量物体的长度为 5.40cm = 0.0540m，二者均为三位有效数字。

2）有效数字的位数与小数点的位置无关。同一数据用不同的单位，小数点的位置因单位而异，但有效数字的位数不变。例如，1500mm = 150.0cm = 1.500m，7530mA = 7.530A，均为四位有效数字。

3）较大数和较小数的有效数字用科学记数法表示。例如，钠光波长为 0.000 058 90cm = 5.890×10^{-5}cm。

2. 有效数字与误差的关系

在医学物理学实验中，为简便起见，绝对误差一般只取一位数字，相对误差取两位。

根据有效数字的定义，有效数字的最后一位是含有误差的，因此，确定测量结果有效数字位数的原则是：最后一位要与绝对误差所在的一位取齐。例如，电流 $I = (3.50 \pm 0.02)$ A 的记录是正确的，$I = (3.5 \pm 0.02)$ A 的记录是错误的。要确定测量结果的有效数字位数，首先应确定绝对误差的大小，然后按上述原则来判断。例如，某电流表分度值为 0.01A，由于绝对误差为分度值的 1/10，因而应在小数点后第三位，测量时如果表针正好指在 1A 的刻度上，测量值应写成 1.000A。写成 1A、1.0A、1.0000A 等都是错误的。

有效数字与相对误差也有一定的关系。大体上说，有效数字位数越多，相对误差越小。两位有效数字，相对误差大约是 1/10～1/100；三位有效数字，相对误差大约是 1/100～1/1000，余类推。

有效数字不但反映了测量值的大小，而且反映了测量的准确程度。有效数字的位数越多，测量的准确度就越高，例如，用不同精度的量具，测量同一物体的厚度 d 时，用分度值为 1mm 的钢尺测量，$d = 6.2$mm，仪器的误差为 0.1mm，相对误差 $E = 0.1/6.2 = 1.6\%$；用 50 分度值的游标卡尺测量，$d = 6.36$mm，仪器误差为 0.02mm，$E = 0.02/6.36 = 0.31\%$；用千分尺测量，$d = 6.347$mm，仪器误差为 0.001mm，$E = 0.001/6.347 = 0.016\%$；由此可见，有效数字多一位，相对误差 E 差不多要小一个数量级。

3. 有效数字的运算规则

有效数字的运算方法，是以误差理论为根据的。间接测量最终结果的有效数字位数，也由误差计算来判断。这种方法的原则是：准确数字与准确数字相运算结果得准确数字；可疑数字与准确数字或可疑数字与可疑数字相运算结果为可疑数字。在运算中，把每一个数据中的可疑位下面加一横线，以示清楚。在有效数字的运算中，计算的最终结果要求保留最高一位可疑位，在其后的数字小于 5 则舍去，大于 5 则进位，等于 5 时把可疑位数字凑成偶数。例如，计算结果为 12.45 和 1.35，最终结果就取 12.4 和 1.4。

下面介绍常用的有效数字运算规则：

1）和、差的有效数字：测量数据经过加法或减法运算后的和或差的可疑位，应以参加运算的各数中可疑位最高者为准，例如

　　22.344 + 5.4 = 27.744 = 27.7，248.3 – 93.262 = 155.038 = 155.0

2）积、商的有效数字：测量数据经乘法或除法运算后的积或商的有效数字位数，一般以参加运算的各数中位数最少者为准。例如，4.325 × 1.5 = 6.4875 = 6.5。此外，在乘法运算过程中，由于向高位进位，可能会使积的有效数字位数在高位增加一位（准确位）。例如，3.11 与 4.1 相乘，按前面所述规则，积的

有效数字位数应为2位，但此时积有进位，所以积的有效数字位数应取3位。

还必须指出：在求复合量时，如运算过程可分几步，则中间结果的有效数字应比根据运算规则所得的多保留一位，以免由于舍入过多影响最后结果的精确性。

3）乘方与开方的有效数字：乘方与开方所得结果的有效数字位数与底数位数相同。例如

$$5.25^2 = 27.6 , \qquad \sqrt{6.3} = 2.5$$

4）三角函数的有效数字位数与角度的有效数字位数相同；对数的有效数字位数与真数的有效数字位数相同。例如

$$\sin 30° = 0.50, \qquad \lg 224 = 2.35$$

5）常数和自然数对有效数字无影响：在运算公式中可能含有某些常数，如 π, e, $\sqrt{5}$, 1/6 等，在运算中一般比测量值多取一位即可；自然数如1、2、3、…对有效数字也无影响。

第二节 　实验不确定度的评定

测量的目的是为了确定被测量的量值。测量结果的质量（品质）是量度测量结果可信程度的最重要的依据。测量不确定度就是对测量结果质量的定量表征，测量结果的可信性很大程度上取决于其不确定度的大小。所以，测量结果表述必须同时包含赋予被测量的值及与该值相关的测量不确定度，才是完整并有意义的。

表征合理地赋予被测量之值的分散性、与测量结果相联系的参数，称为测量不确定度。从词义上理解，"不确定"即怀疑或不肯定，因此，从广义上说，测量不确定度意味着对测量结果可信性、有效性的怀疑程度或不肯定程度。实际上，由于测量不完善和人们认识的不足，所得的被测量值具有分散性，即每次测得的结果不是同一值，而是以一定的概率分散在某个区域内的多个值。虽然客观存在的系统误差是一个相对确定的值，但由于我们无法完全认知或掌握它，而只能认为它是以某种概率分布于某区域内的，且这种概率分布本身也具有分散性。测量不确定度正是一个说明被测量之值分散性的参数，测量结果的不确定度反映了人们在对被测量值准确认识方面的不足。即使经过对已确定的系统误差的修正后，测量结果仍只是被测量值的一个估计值，这是因为，不仅测量中存在的随机因素将产生不确定度，而且，不完全的系统因素修正也同样存在不确定度。

不要把误差与不确定度混为一谈。测量不确定度表明赋予被测量之值的分散性，是通过对测量过程的分析和评定得出的一个区间。测量误差则是表明测量结果偏离真值的差值。经过修正的测量结果可能非常接近于真值（即误差很小），

但由于认识不足，人们赋予它的值却落在一个较大区间内（即测量不确定度较大）。

1. 有关不确定度的几个基本概念

（1）不确定度 说明测量结果的参数，用以表征被测量真值的散布性，用符号 U 表示。

（2）A类不确定度 由观测列的统计分析评定的不确定度，其标准不确定度称为 A 类标准不确定度，它的分量用符号 Δ_A 来表示。

（3）B类不确定度 由不同于观测列的统计分析评定的不确定度，其标准不确定度称为 B 类标准不确定度，它的分量用符号 Δ_B 来表示。

测量不确定度从根本上改变了以往将测量误差分为偶然误差和系统误差的传统分类方法。按不确定度的获得方法，将可修正的系统误差修正后，把余下的全部误差划分为可以用统计方法评定的 A 类分量 Δ_A 及以估算方法评定的 B 类分量 Δ_B。两类分量通常用方差合成方法得出总不确定度 U，即

$$U = \sqrt{(\Delta_A)^2 + (\Delta_B)^2} \qquad (2\text{-}2\text{-}1)$$

应当注意的是，不确定度和误差是两个完全不同的概念，它们之间既有联系，又有本质区别。误差是个理想概念，常用于定性地描述理论和概念，而不确定度是有一定置信概率的误差限值的绝对值。在物理实验教学中，我们用不确定度来评价测量质量，进行定量计算，但在实验的设计、分析处理中，常常需要进行误差分析。

2. 不确定度的评定方法

（1）A类分量的评定 A 类不确定度分量是用统计方法得出的，一般可用贝塞尔法：当对某一物理量 a 做几次等精度的独立测量时，得

$$x_1, x_2, \cdots, x_n$$

则测量列标准误差估计值的贝塞尔公式为

$$\sigma = \sqrt{\frac{1}{n-1} \sum_{i=1}^{n} (x_i - \bar{x})^2} \qquad (2\text{-}2\text{-}2)$$

算术平均值 $\bar{x}$ 的标准不确定度为

$$\Delta_{A_x} = \sigma_{\bar{x}} = \frac{1}{\sqrt{n}}\sigma \qquad (2\text{-}2\text{-}3)$$

此外，A 类标准不确定度也可用其他有统计学根据的方法计算。例如最小二乘法、极差法等。

（2）B类分量的评定 B 类不确定度分量不能用统计法算得，需要采用其他方法。其中最常用的方法是估计法。在这里我们只介绍估计极限误差 Δ，并了解其误差分布规律的 B 类不确定度分量的评定。

在实际测量中，有些量是随时间而变化的，无法进行重复测量，也有些量因为对它的测量精度要求不高，没有必要进行重复测量，这些都可按单次测量来处理。

为了估算单次测量的不确定度，首先要估算出所有仪器的极限误差 Δ，它是仪器示值与真值间可能存在的最大误差，置信概率为 99.73%（也可看成是100%）。在正确使用仪器的条件下，任一测量值的误差均不大于 Δ。为使 Δ_A 的置信概率与 Δ_B 一致，则相应的不确定度为

$$\Delta_B = \frac{1}{C}\Delta \qquad (2\text{-}2\text{-}4)$$

式中，C 为置信系数，它的取值与测量误差的分布状态有关。最常见的分布为正态分布，C 值取 3，则不确定度为

$$\Delta_B = \frac{1}{3}\Delta \qquad (2\text{-}2\text{-}5)$$

在有些情况下服从均匀分布，C 值取 $\sqrt{3}$，则不确定度为

$$\Delta_B = \frac{1}{\sqrt{3}}\Delta \qquad (2\text{-}2\text{-}6)$$

数字式仪表的读数误差，普通仪表读数的截尾误差，都服从均匀分布。多次测量值相同，属截尾误差，也应视为均匀分布。若一时无法判断其分布状态，可按正态分布来处理。值得提出的是，在很多情况下，测量值的极限误差与实验者的素质有关。

3. 测量结果不确定度的综合与表示

若测量结果含统计不确定度分量（A 类）与非统计不确定度分量（B 类），则它们的值分别为

$$\Delta_{A_1},\ \Delta_{A_2},\ \cdots,\ \Delta_{A_i},\ \Delta_{B_1},\ \Delta_{B_2},\ \cdots,\ \Delta_{B_i}$$

当这些分量相互独立时，它们的合成不确定度表征值为

$$U = \sqrt{\sum (\Delta_{A_i})^2 + \sum (\Delta_{B_i})^2} \qquad (2\text{-}2\text{-}7)$$

用此式合成时，各分量必须具有相同的置信概率。

若测量值 $\bar{x}$ 不再含有应修正的系统误差，U 为测量的合成不确定度，则测量结果的最终表达形式是

$$x = \bar{x} \pm U$$

4. 不确定度的传递

通常物理实验中的间接测得量，不能在实验中直接测得，需要在直接测量的基础上，利用直接测得量与间接测得量之间的已知的函数关系运算而得到间接测得量的结果。如何将直接测得量的不确定度与其他信息的不确定度合成，以得到测量最后结果的不确定度，即间接测得量的不确定度，就是不确定度的传递问

题。

设间接测得量 N 与直接测得量 x，y，z，…的函数关系为

$$N = f(x, y, z, \cdots)$$

则物理实验教学中简化计算间接测得量不确定度 $\Delta_{N(U)}$ 的公式为

$$\Delta_{N(U)} = \sqrt{\left(\frac{\partial f}{\partial x}\right)^2 (\Delta_x)^2 + \left(\frac{\partial f}{\partial y}\right)^2 (\Delta_y)^2 + \left(\frac{\partial f}{\partial z}\right)^2 (\Delta_z)^2 + \cdots} \qquad (2\text{-}2\text{-}8)$$

$$\frac{\Delta_N}{N} = \sqrt{\left(\frac{\partial \ln f}{\partial x}\right)^2 (\Delta_x)^2 + \left(\frac{\partial \ln f}{\partial y}\right)^2 (\Delta_y)^2 + \left(\frac{\partial \ln f}{\partial z}\right)^2 (\Delta_z)^2 + \cdots} \qquad (2\text{-}2\text{-}9)$$

这里每一个直接测得量的不确定度 Δ_x，Δ_y，Δ_z，…都应按前面讨论的方法和公式来计算。

第三节　实验数据的制表记录法、作图法

一、实验数据的制表记录法

在记录和处理实验数据时，将原始数据列成表格形式，有助于表示出有关物理量之间的对应关系，便于及时检查对比测量与运算过程中所出现的问题，便于找出相关物理量之间规律性的联系，找出经验公式等，列表时应为表格加上名称，各栏目中均应标明符号所代表的物理意义，并标明单位；物理量的单位或量值的数量级应写在标题栏内，不要重复地记在每个数字的后面。表中数据要正确地反映出测量结果的有效数字。如果数据表中的物理量是函数关系，则自变量应升序或降序排列。例如，水的表面张力系数的测量记录如表 2-3-1 所示。

表 2-3-1　水的表面张力系数的测量记录

测量次数	U_1/mV	U_2/mV	F/N	α/（N/m）
1				
2				
3				

注：金属环外径 $D_1 =$ _____ cm，内径 $D_2 =$ _____ cm，水的温度 $t =$ _____ ℃，平均值：$\alpha =$ _____ N/m。

二、实验数据记录的作图法

在物理实验中，为了直观地表示物理量之间的对应关系，常用作图法来表示。作图法一般应遵守以下规则：

（1）选定坐标　一般选用直角坐标系来作图，有时也可选用对数坐标来作图。用横坐标表示自变量，用纵坐标表示因变量，在坐标的末端标明坐标所代表的物理量及单位。根据自变量和因变量的最小值与最大值，选取合适的作图比例。

（2）选定标度并确定图名　根据测量数据的范围，分别对坐标轴进行标度，标度的数据的有效数字位数应与实验测量数据有效数字的位数相同，用"＋""⊙"或"〇"等符号来描绘测量的数据点，同一条连线上必须用同一种符号，如果在同一张图纸上作多条连线，则每条连线应用不同的符号来表示数据点，以示区别。在图下方适当位置说明图所表示的物理量之间的关系。

（3）描点和连线　根据实验数据点的分布情况，先用削尖的铅笔在坐标纸上描点，再用绘图工具把各点连成光滑的直线或曲线，连线时应使描出的直线或曲线尽量贴近测量点，使数据点均匀地分布在连线两侧。

例如，万用表的伏安特性曲线如图 2-3-1 所示。

图 2-3-1　万用表的伏安特性曲线

习　题

一、举例说明什么是系统误差，什么是偶然误差。

二、指出下列有效数字的位数

1. $L = 0.101\,mm$　　　　　　2. $L = 0.1001\,m$

3. $g = 9.806\,65\,m/s^2$　　　　4. $P = 1.013 \times 10^5\,Pa$

5. $c = 3.00 \times 10^5\,km/s$　　　6. $I = 0.0055\,A$

7. $1u \approx 1.66 \times 10^{-27}\,kg$　　　8. $e = 1.602 \times 10^{-19}\,C$

三、根据下列有效数字判断测量仪器的精度

1. $0.050\,m$　　　　　　　2. $1.4507\,cm$

3. $5.05\,m$　　　　　　　4. $25.430\,A$

5. $36.66\,℃$　　　　　　6. $2.675\,mm$

7. $0.0105\,g$　　　　　　8. $1.105 \times 10^3\,V$

四、指出下列各式中关于有效数字的错误

1. $m = 0.4050\,kg$ 有三位有效数字。

2. $m = 1.4050\,g$ 有四位有效数字。

3. $0.3A = 300mA$

4. $t = (10.60 \pm 0.4)$ s

5. $L = (15\,000 \pm 200)$ m

6. $33.740 + 10.28 - 1.0036 = 43.0164$

7. $22.30 \times 12.3 = 274.29$

8. $3.212 \times 10^3 - 0.12 \times 10^2 = 32 \times 10^2$

五、下列各题所列数据均为有效数字，试按有效数字运算规则进行运算

1. $124.43 - 12.5 + 20..10$ 2. 233×31.24

3. $0.288\,76 \div 0.0234$ 4. $\frac{1}{2} \times 9.81 \times 2.0^2$

5. $\dfrac{(2.480 - 2.2) \times 5.898}{2.00}$ 6. $\sqrt{625}$

7. $1.321 \times 10^{-3} + 0.0242$

8. $2.00 \times 4.00 + 50.0 \times 1.00 + 20 \times 0.1$

六、一个串联电路，五次测得通过电阻 R 的电流 I_i 分别为 0.212A，0.214A，0.208A，0.212A，0.211A，同时测得电阻两端相应电压 U_i 分别为 42.22V，42.18V，42.20V，42.24V，42.28V。

（1）求出每次测得的电阻值。

（2）根据上述结果求电阻的平均值 $\bar{R}$ 及其绝对误差、相对误差，并写出测量结果。

第三章　基本物理实验

实验一　基 本 测 量

【实验目的】

1. 了解游标卡尺、千分尺和读数显微镜的构造、原理及使用方法。

2. 分别通过游标卡尺、千分尺测量金属凹凸物体和金属球的体积。

3. 掌握直接测量和间接测量的数据处理方法，进一步加深对误差和有效数字概念的理解。

【实验器材】

游标卡尺、千分尺、读数显微镜、金属小球、金属圆柱体和金属丝等。

【预习提示】

1. 总结出游标卡尺、千分尺、读数显微镜的结构特点和读数原理。

2. 游标卡尺的分度值与哪些量有关？

3. 正确使用千分尺时需注意哪些问题？

4. 了解读数显微镜的结构及正确的操作方法。

【实验原理】

长度测量是一切量度的基础，不仅在测量物体的长度时用到它，而且很多不是测量长度的仪器，其标度也是按照一定长度、弧度来划分的。例如，水银温度计测量温度，指针式电表测量电流、电压等。在科学实验中很多测量可归结为长度的测量，因此这方面的训练是十分必要的。

1. 游标卡尺

游标卡尺是一种利用游标原理制成的测量长度的常用工具，其构造如图3-1-1所示。它由钢制的主尺 D、游标 F 和深度尺 C 三部分组成。主尺 D 是一根毫米分度尺，其上附有钳口 A 和刀口 B。游标上刻有等分刻度，其上附有钳口 A′和刀口 B′以及可沿主尺滑动的深度尺 C。紧固螺钉 E 用来固定游标。游标有10 分度、20 分度、50 分度几种。当钳口 A、A′密接时，刀口 B、B′对齐，深度尺 C 与主尺尾部也对齐，这时主尺上的"0"刻线与游标上的"0"刻线重合。测量物体外部尺寸时，可将物体放在 A、A′之间，用钳口轻轻夹住物体；测物体的内径或物体槽内长度时，可用刀口 B、B′；测量物体的槽或筒的深度时，可用深度尺 C。

图 3-1-1 游标卡尺结构图

游标卡尺的规格有多种，其精度也不一样。若游标上有 n 个小分格，则主尺与游标的关系是：主尺上（$n-1$）个分格的长度等于游标上 n 个分格的长度。现以 50 分度的游标为例来说明其读数原理。50 分度的游标的总长度与主尺上 49 个分格总长相等，而主尺上每一个分格为 1mm，这样游标每个分格长为（49/50）mm = 0.98 mm，主尺分度值与游标分度值之差为（1/50）mm = 0.02mm，则此游标卡尺的精度是 0.02mm。

用游标卡尺测量长度的方法：在测量物体的长度时，设物体的长度为 L，使钳口 A、A′与物体两端紧密接触，此时游标的零刻线位于主尺的第 k 刻线与 $k+1$ 刻线之间，如图 3-1-2 所示，则有 $L = kx + \Delta L$，其中 x 为主尺的分度值，ΔL 为物体长度值的小数部分（以 mm 计）。因为游标的分度值与主尺的分度值不相等，游标上必然有第 n 根刻线与主尺上某刻线重合，则

图 3-1-2 游标卡尺读数法

$$\Delta L = n \cdot \frac{x}{m} \qquad (3\text{-}1\text{-}1)$$

式中，m 为游标上分格总数，所以

$$L = k \cdot x + n \cdot \frac{x}{m} \qquad (3\text{-}1\text{-}2)$$

式中，$\frac{x}{m}$ 为游标卡尺的精密度。

综上所述，游标卡尺的读数方法可归纳如下：先读出游标零刻线前主尺上的分格数 k，然后观察游标上哪一刻线与主尺某一刻线对齐，读出此游标刻线对应的分格数 n，物体的长度即可由式（3-1-2）求得。

游标卡尺是常用的精密量具，使用时要观察主尺和游标的分度值，确定其精密度。然后检查游标的零刻线与主尺的零刻线是否重合，如二者重合，测量时所

读出的数值就是被测物体的长度。如二者不重合，则二者有一个微小差值，称为游标卡尺的零点差值（零误差）。当游标上的零刻线在主尺零刻线右侧时，且游标第 n 条刻线与主尺上某条刻线对齐时，则零点差值为 $L_0 = n \cdot \dfrac{x}{m}$；当游标上的零刻线在主尺零刻线的左侧，且游标第 n 条刻线与主尺上某条刻线对齐时，则零点差值为 $L_0 = n \cdot \dfrac{x}{m} - x$。零点差值的"正"或"负"可以用坐标法判断：即以主尺上的零刻线为纵坐标，当游标上的零刻线在主尺上零刻线（y 轴）的左侧时为负值；在（y 轴）右侧时为正值。物体长度的测量值应该是读数值减去零点差值。

2. 千分尺

千分尺（旧称螺旋测微计）是一种利用测微螺杆的角位移转变为直线位移来测量物体长度的测量仪器，其构造如图 3-1-3 所示。它是由 U 型尺架 F、固定测砧 E、测微螺杆 A、固定套筒 D、微分套筒 C、棘齿轮旋柄 B 和锁紧螺栓 G 等组成。测微螺杆 A 与具有 50 分度的微分套筒 C 及棘齿轮旋柄 B 连在一起，固定套筒上有一水平横线，水平横线的上、下方相隔 0.5mm 刻一条线，下面为半毫米读数，上面为整毫米读数。当测微螺杆顺时针旋转一周时，测微螺杆和微分套筒沿轴线方向前进 0.5mm，因此当微分套筒转过一个分度时，测微螺杆本身就前进或后退（$1/50 \times 0.5$）mm = 0.01mm。另外从微分套筒上还可以估计一位数，即可读到 0.001mm 位，这就是千分尺的由来。

图 3-1-3　千分尺结构图

在测量物体长度时，应先将测微螺杆 A 退开，把被测物体放在固定测砧 E 和测微螺杆 A 之间，当测砧面和测杆的端面与被测物体的端面临近接触时，应慢慢转动棘齿轮旋柄 B，当听到"咔、咔"的声响时，应停止转动，此时进行读数。

具体读数方法如下：首先读出固定套筒 D 上的读数，再读出微分套筒 C 上的读数，需估计到分度值的 1/10，即 0.001mm，然后将二者相加，所得的读数即为该物体的长度。如图 3-1-4a 所示，读数为 1. 152mm。

在使用千分尺前同样要确定其零点差值。如图 3-1-4b 所示，当测微螺杆 A 和固定测砧 E 相接触时，微分套筒 C 的边缘若与固定套筒 D 的零刻线对齐，则零点差值为 0. 000mm，如图 3-1-4c；如果固定套筒 D 的水平横线与微分套筒 C 的零刻线上方的第 10 条分度线对齐，则零点差值为 + 0. 102mm；如图 3-1-4d 所示，如果固定套筒 D 的水平横线与微分套筒 C 的零刻线下方的第 9 条分度线 （也即第 40 分度线）相对齐，则零点差值为 − 0. 096mm。用读数值减去零点差值，可得物体的实际长度。其零点差值也可用坐标法判断，即以微分套筒上的 0 刻线为 x 轴，当固定套筒 D 上的水平横线在微分套筒上的 0 刻线（x 轴）上方时为正值，在（x 轴）下方时为负值。

3. 读数显微镜

读数显微镜是可以测量微小长度的光学仪器，它的结构如图 3-1-5 所示，主要由显微镜和读数装置组成。

图 3-1-4　千分尺读数

a）读数为 1. 152mm　b）读数为 0. 000mm
c）读数为 + 0. 102mm　d）读数为 − 0. 096mm

图 3-1-5　读数显微镜结构

1—目镜接筒　2—目镜　3—锁紧螺钉
4—调焦手轮　5—标尺　6—测微鼓轮
7—锁紧手轮Ⅰ　8—接头轴　9—方轴
10—锁紧手轮Ⅱ　11—底座　12—反
光镜旋轮　13—压片　14—半反镜组
15—物镜组　16—镜筒　17—刻尺
18—锁紧螺钉　19—棱镜室

（1）结构　目镜（2）可用锁紧螺钉（3）固定于任一位置，棱镜室（19）可在 360° 方向上旋转，物镜组（15）用丝扣拧入镜筒（16）内，镜筒用调焦手轮（4）完成调焦。转动测微鼓轮（6），显微镜沿导轨作横向移动，利用锁紧手轮Ⅰ（7），将方轴（9）固定于接头轴十字孔中。接头轴（8）可在底座（11）中旋转、升降，用锁紧手轮Ⅱ（10）紧固。根据使用要求不同，方轴可插入接头轴另一十字孔中，使镜筒处于水平位置。压片（13）用来固定被测物体。反光镜旋轮（12）用来调节反光镜的方位。

（2）操作　将被测件放在工作台面上，用压片固定。旋转棱镜室（19）至合适位置，用锁紧螺钉（18）止紧，调节目镜，使分划板清晰；转动调焦手轮，从目镜中观察，使被测件成像清晰为止。调整被测件，使其被测部分的横面和显微镜移动方向平行。转动测微鼓轮，使十字分划板的纵刻线对准被测件的起点，记下此值〔在标尺（5）上读取整数，在测微鼓轮上读取小数，此二数之和即是此点的读数〕A，沿同方向转动测微鼓轮，使十字分划板的纵刻线恰好停止于被测件的终点，记下此值 A'，则所测长度计算为

$$L = \left| A' - A \right| \tag{3-1-3}$$

【实验内容】

1. 用游标卡尺测量金属凹凸物体的体积。

（1）读出游标卡尺的零点差值。

（2）用游标卡尺分别测量金属圆柱的不同部位，各测量五次，读数填入表 3-1-1 中，并标明游标卡尺精度及零点差值。

（3）分别求出各部位的平均值、绝对误差和平均绝对误差。

（4）根据体积公式和误差传递公式，求出金属凹凸物体的体积和相对误差。

表 3-1-1　金属圆柱的体积

游标卡尺的精度：_____ mm　　零点差值：_____ mm

次　数	1	2	3	4	5
长度 L/mm					
直径 D/mm					

2. 用千分尺测量金属小球的体积。

（1）读出千分尺的零点差值。

（2）测量小球的直径 D，共测 5 次。计算其平均值、绝对误差和平均绝对误差，将读数和计算结果填入表 3-1-2 中，并标明千分尺的精度和零点差值。

表 3-1-2　金属小球的体积

千分尺的精度：_____ mm　　零点差值：_____ mm

次　数	1	2	3	4	5
直径 D/mm					

（3）根据公式 $V = \dfrac{\pi D^3}{6}$ 和误差传递公式，求出金属小球的体积和相对误差。

3. 用读数显微镜测量金属丝的直径。

（1）将细铜丝放在读数显微镜下，调节显微镜直至看到细铜丝清晰的像。

（2）转动物镜使十字分划板的一条刻线与标尺平行。

（3）旋转测微鼓轮使十字分划板的纵线与被测物的起点相切，读出此时的读数 x_1。

（4）再沿同一旋转方向旋转测微鼓轮，使十字分划板的纵线与被测物的终点相切，读出此时的读数 x_2。

（5）利用式（3-1-2）计算物体的长度，将测得的数据填入表 3-1-3 中。

表 3-1-3　读数显微镜测量微小物体长度

读数显微镜的精度：_____ mm

	1	2	3	4	5
x_1/mm					
x_2/mm					
L/mm					

（6）重复步骤 3、4、5 三次，求平均绝对误差和平均相对误差。

【注意事项】

1. 使用游标卡尺时，要先观察游标的分度值，确定其精度。然后闭合游标卡尺的钳口，读出零点差值。

2. 使用千分尺时，应先观察测微螺杆的螺距和微分套筒的分度，确定其精度，然后读出零点差值。

3. 实验完毕，游标卡尺的紧固螺钉 E 及千分尺的锁紧螺栓 G 要松开，千分尺的测微螺杆 A 和固定测砧 E 及游标卡尺的钳口 A 和 A，都要离开一段缝隙，以免受热膨胀而损坏量具。

4. 用读数显微镜测物体时要避免回轮误差。

【思考题】

1. 零点修正的目的是什么？

2. 游标卡尺和千分尺读数的有效数字分别保留到哪一位？

3. 用读数显微镜测量时，为什么要求测微鼓轮沿同一旋转方向旋转，而不能来回旋转？

4. 为什么软弹簧的长度不能用游标卡尺或千分尺来测量？

5. 如果测量水泡的直径，应用这三种测量工具的哪一种来测量？

实验二　学习使用电子示波器

【实验目的】

1. 了解示波器的基本结构和原理，基本掌握示波器的使用方法。

2. 学会使用常用信号发生器，掌握用示波器观察电信号波形的方法。

3. 学习用示波器测量交流电的电压、周期和频率的方法。

4. 通过观察李萨如图形学会用示波器测量正弦波信号的频率。

【实验器材】

YB4340G 示波器、XD-2 低频信号发生器、探头和连线等。

【预习提示】

1. 了解示波器的工作原理。

2. 了解示波器及信号发生器的使用方法及本实验的基本步骤。

3. 了解李萨如图形的形成原理和特性。

【实验原理】

示波器是一种能把随时间变化的电过程用波形显示出来的电子仪器，其用途非常广泛。它可用来观察电压和电流的波形，以及测量信号的幅值和频率。一切可以转换为电压和电流的电学量（如电流、电功率、阻抗），以及可以通过传感器转换为电学量的非电学量（如温度、位移、速度、压力、光强、频率等）都可以用示波器观察和测量。

示波器的种类很多，大致可分为两大类，一类是通用示波器，如 YB4340G 示波器等；另一类是专用示波器，如心电示波器等。尽管示波器的类型较多，但其基本原理相同。其内部结构主要由以下四个部分组成：①示波管；②扫描、整步装置；③放大部分（包括 Y 轴放大

图 3-2-1 示波器原理方框图

和 X 轴放大）；④电源部分（供给以上三部分工作的电压）。图 3-2-1 给出了示波器原理方框图。

1. 示波管的基本结构

示波管的基本结构如图 3-2-2 所示，主要包括电子枪、偏转系统和荧光屏三个部分，这三部分全都密封在抽成高真空的玻璃外壳内。

（1）电子枪 由灯丝、阴极、控制栅极、第一阳极和第二阳极五部分组成。阴极是一个表面涂有氧化物的

图 3-2-2 示波管的基本结构

金属圆筒，被加热后发射电子，控制栅极是一个顶端有小孔的圆筒，套在阴极外面。它的电位比阴极低，对阴极发射出来的电子起控制作用，只有初速度较大的

电子才能穿过栅极顶端的小孔，在阳极作用下加速奔向荧光屏。示波器面板上的"辉度"调整旋钮就是通过调节电位以控制射向荧光屏的电子流密度，从而改变屏上的光斑亮度的。阳极电位比阴极电位高很多，电子被它们之间的电场加速形成射线。当控制栅极、第一阳极与第二阳极之间电位调节合适时，电子枪内的电场对电子射线有聚焦作用。因此，第一阳极也称聚焦阳极。面板上的"聚焦"调节，就是调节第一阳极电位，使荧光屏上的光斑成为明亮、清晰的小圆点。第二阳极电位更高，又称加速阳极。有的示波器面板上还设有"辅助聚焦"旋钮，其实际功能是调节第二阳极电位。

　　（2）偏转系统　它由两对互相垂直的偏转板组成，结构如图 3-2-3 所示。其中有一对竖直偏转板，一对水平偏转板。当在偏转板上加上适当的电压，电子束在偏转板之间通过时它的运动方向将发生偏转，从而使电子束在荧光屏上产生的光斑位置也发生改变。

　　（3）荧光屏　荧光屏上涂有荧光粉，电子打上去荧光粉就会发光，形成光斑。不同材料的荧光粉发光的颜色不同，发光过程的延续时

图 3-2-3　偏转板示意图

间（一般称为余辉时间）也不同。荧光屏前有一块透明的、带刻度的坐标板，供测定光点位置用。在性能较好的示波管中，将刻线直接刻在屏玻璃的表面上，使其与荧光粉紧贴在一起以消除视差，这样测得的光点位置会更准。

　　2. 示波原理

　　如果只在水平偏转板上加如图 3-2-4a 所示的锯齿波电压，我们在荧光屏上看到的便是一条水平线。这是因为锯齿波电压的特点是：电压从负值开始（$t = t_0$）随时间成正比地增加到正值（$t_0 < t < t_1$），然后又突然返回负值（$t = t_1$）；再从此开始与时间成正比地增加（$t_1 < t < t_2$）……，重复前述过程。在锯齿波电压作用下，电子束在荧光屏上的亮点会作相应的运动：亮点由左（$t = t_0$）匀速地向右运动（$t_0 < t < t_1$），到右端后马上回到左端（$t = t_1$）；然后再从左端匀速地向

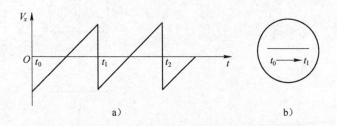

图 3-2-4　X 轴加锯齿波电压，Y 轴不加电压

右运动（$t_1 < t < t_2$）……，不断重复前述过程。这样亮点只在水平方向运动，我们在荧光屏上看到的便是一条水平线，如图 3-2-4b 所示。

　　如果在竖直偏转板上加正弦电压，如图 3-2-5a 所示，而水平方向不加任何电压。则电子束的亮点在竖直方向随时间作正弦式振荡，在水平方向不动，我们看到的将是一条竖直的亮线，如图 3-2-5b 所示。

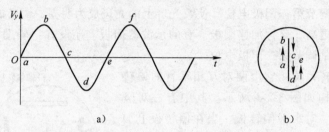

a)　　　　　　　　　　　　b)

图 3-2-5　Y 轴加信号电压，X 轴不加电压

　　如果在竖直方向加正弦电压，又在水平方向加锯齿波电压，则荧光屏上的亮点将同时进行方向互相垂直的两种位移。我们看见的将是亮点的合成位移，即正弦波形。其合成原理如图 3-2-6 所示。对于正弦电压的 a 点，锯齿波电压是 a'，亮点在荧光屏上 a'' 处；对应于正弦电压的 b 点，锯齿波电压是 b'，亮点在 b'' 处……亮点由 a'' 经 b''、c''、d'' 到 e''，描出了正弦波形。如果正弦波与锯齿波的周期相同（即频率相同），则正弦波电压到 e 时锯齿波电压也刚好到 e'，从而亮点描完整个正弦曲线。由于锯齿波电压这时马上变零了，故亮点回到左边，重复前过程，亮点第二次在同一位置描出同一条曲线……这时我们将看见这条曲线稳定地停在荧光屏上。如果正弦波与锯齿波的周期稍有不同，则第二次所描出的曲线将

图 3-2-6　示波器示波原理

和第一次描出的曲线位置稍微错开，在荧光屏上将看见不稳定的波形，或不断地移动的波形，甚至是很复杂的波形。

3. 扫描与同步

（1）扫描　要想看见纵向偏转电压的波形，必须加上横向偏转电压，即把纵向偏转电压产生的竖直亮线"展开"，这个展开过程称为"扫描"。如果扫描电压与时间成正比变化（锯齿形波扫描），则称为线性扫描。线性扫描能把纵向偏转电压波形如实地描绘出来。如果横向偏转加非锯齿波，则为非线性扫描，描出来的波形将不是原来的波形。

（2）同步　只有纵向偏转电压与横向偏转电压振动周期严格地相同，或后者是前者的整数倍时，图形才会简单而稳定。换言之，构成简单而稳定波形的条件是纵向偏转电压频率与横向偏转电压频率的比值是整数，也可表示为公式

$$\frac{f_y}{f_x} = n \quad (n = 1,2,3,\cdots) \tag{3-2-1}$$

实际上，由于产生纵向偏转电压和产生横向偏转电压的振荡源是互相独立的，它们之间的频率比不会自然满足简单整数比，所以示波器中的锯齿扫描电压的频率必须可调。细心调节它的频率，就可以大体上满足式（3-2-1）。但要准确地满足式（3-2-1），光靠人工调节还不够，特别是待测电压的频率越高，问题就越突出。为了解决这一问题，在示波器内部加装了自动频率跟踪装置，称为"同步或整步"。在人工调节到接近满足式（3-2-1）的条件下，再通过"同步或整步"的作用，扫描电压的周期就能准确地等于待测电压周期的整数倍，从而获得稳定的波形。

4. 李萨如图形

当示波器的 X、Y 偏转板同时输入正弦信号时，荧光屏上光点的轨迹是两个互相垂直的简谐振动的合成。当两个正弦信号的频率相等或成简单整数比时，光点的轨迹为一个稳定的闭合曲线，称为李萨如图形，如图 3-2-7 所示。对照各图可以发现，若 n_x 代表 x 方向的直线和图形相交的最多交点数，n_y 代表 y 方向的直线和图形相交的最多交点数，则纵向偏转和横向偏转信号的频率 f_y、f_x 之比为

$$\frac{f_y}{f_x} = \frac{n_x}{n_y} \tag{3-2-2}$$

根据式（3-2-2），可用一个已知频率的正弦信号来标定一个未知正弦信号的频率，这是用示波器测定信号频率的一个方法。

5. YB4340G 示波器

YB4340G 示波器的面板分布情况如图 3-2-8 所示。

（1）仪器描述　示波器包含主机部分、垂直方向部分、水平方向部分、触发系统四大部分。

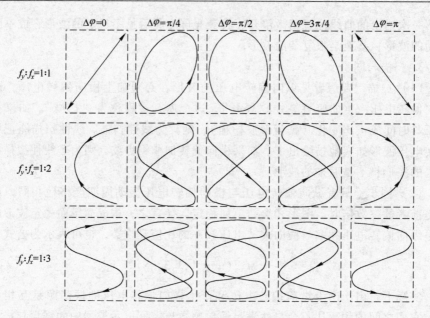

图 3-2-7　李萨如图形

1）主机部分。

电源开关（POWER）（7）：电源开关按键弹出即为"关"位置，将电源线接入，按下电源开关键，接通电源。

电源指示灯（6）：电源接通时，指示灯亮。

辉度旋钮（INTENSITY）（2）：控制光点和扫描线的亮度，顺时针方向旋转旋钮，亮度增强。

显示屏（42）：仪器的测量显示终端。

延迟扫描辉度控制旋钮（B INTEN）（3）：顺时针方向旋转此钮，增加延迟扫描 B 显示光迹的亮度。

聚焦旋钮（FOCUS）（4）：用辉度旋钮将亮度调至合适，然后调节聚焦旋钮直至光迹达到最清晰的程度。虽然调节亮度时，聚焦电路可自动调节，但聚焦有时也会轻微变化，如果出现这种情况，需重新调节聚焦旋钮。

光迹旋转（TRACE ROTATION）（5）：由于磁场的作用，当光迹在水平方向轻微倾斜时，该旋钮用于调节光迹与水平刻度平行。

校准信号输出端子（CAL）（1）：提供 $1\text{kHz} \pm 2\%$，$2V_{\text{p-p}} \pm 2\%$ 方波作本机 Y 轴、X 轴校准用。

Z-轴信号输入（Z-AXIS INPUT）（43）：外接亮度调制输入端。

2）垂直方向部分（VERTICAL）。

通道 1 输入端（CH1 INPUT（X））（11）：该输入端用于垂直方向的输入，在 X-Y 方式时，作为 X 轴输入端。

图 3-2-8　YB4340G 示波器面板分布图

a) 正面面板分布图　b) 反面面板分布图

图 3-2-8 （续）

通道 2 输入端（CH2 INPUT（Y））(15)：和通道 1 一样，但在 *X-Y* 方式时，作为 *Y* 轴输入端。

交流-直流-接地（AC-DC-GND）(9)、(10)、(14)、(16)：

输入信号与放大器连接方式选择开关。交流（AC），放大器输入端与信号连接由电容器来耦合；接地（GND），输入信号与放大器断开，放大器的输入端接地；直流（DC）：放大器输入端与信号输入端直接耦合。

衰减开关（VOLTS/DIV）(8)、(13)：用于选择垂直偏转系数，共 12 挡。如果使用的是 10∶1 的探极，计算时将幅度乘 10。

垂直微调旋钮（VARIABLE）(12)、(17)：垂直微调用于连续改变电压偏转系数。此旋钮在正常情况下应位于顺时针方向旋到底的位置。将旋钮逆时针旋到底，垂直方向的灵敏度下降到 2.5 倍以上。

断续工作方式开关（CHOP）(41)：CH1、CH2 两个通道按断续方式工作，断续频率为 250kHz，适用于低速扫描。

垂直位移（POSITION）(40)、(37)：调节光迹在屏幕中的垂直位置。

垂直工作方式开关（VERTICAL MODE）(39)：选择垂直方向的工作方式。通道 1 选择（CH1），屏幕上仅显示 CH1 的信号；通道 2 选择（CH2），屏幕上仅显示 CH2 的信号；双踪（DUAL）：屏幕上显示双踪，自动以交替或断续方式，同时显示 CH1 和 CH2 的信号；叠加（ADD），显示 CH1 和 CH2 输入信号的代数和。

CH2 极性开关（INVERT）(36)：按此开关时 CH2 显示反相信号。

CH1 信号输出端（CH1 OUTPUT）(44)：输出约 100mV/div 的通道 1 信号。当输出端接 50Ω 匹配终端时，信号衰减一半，约 50mV/div。该功能可用于频率计显示等。

3）水平方向部分（HORIZONTAl）。

主扫描 A 时间系数选择开关（ATIME/DIV）(18)：共 21 挡，在 $0.1\mu s/div$ ~0.5s/div 范围选择扫描速率。

X-Y 控制键（27）：按下此键，垂直偏转信号接入 CH2 输入端，水平偏转信号接入 CH1 输入端。

扫描非校准状态开关键（SWP UNCAL）(19)：按下此键，扫描时进入非校准调节状态，此时调节扫描微调有效。

扫描微调控制键（VARIABLE）(21)：此旋钮以顺时针方向旋转到底时，处于校准位置，扫描由 TIME/DIV 开关指示。此旋钮逆时针方向旋转到底，扫描减慢 2.5 倍以上。当按键（19）未按下，旋钮（21）调节无效，即为校准状态。

水平位移（POSITION）(32)：用于调节光迹在水平方向的移动。顺时针方向旋转该旋钮，光迹向右移动，逆时针方向旋转该旋钮，光迹向左移动。

扩展控制键（MAG×10）（33）：此键按下去时，扫描因数×10扩展。扫描时间是 TIME/DIV 开关指示数值的 1/10（1/5）。

延迟扫描 B 时间系数选择开关（B TIME/DIV）（34）：分12挡，在0.1μs/div~0.5ms/div 范围内选择 B 扫描速率。

水平工作方式选择（HORIZ DISPLAY）（38）：主扫描（A），按入此键主扫描 A 单独工作，用于一般波形观察；A 加亮（A INT），选择 A 扫描的某区段扩展为延迟扫描，可用此扫描方式。与 A 扫描相对应的 B 扫描区段（被延迟扫描）以高亮度显示；被延迟扫描（B），单独显示被延迟扫描 B；B 触发（B TRIG'D）：选择连续延迟扫描和触发延迟扫描。

延迟时间调节旋钮（DELAY TIME）（35）：调节延迟扫描对应于主扫描起始延迟多少时间启动扫描，调节该旋钮，可使延迟扫描在主扫描全程任何时段开启延迟扫描。

接地端子（20）：示波器外壳接地端。

4）触发系统（TRIGGER）。

触发源选择开关（SOURCE）（26）：通道1触发（CH1，X-Y），CH1 通道信号为触发信号，当工作方式在 X-Y 方式时，拨动开关应设置于此挡；通道2触发（CH2），CH2 通道的输入信号是触发信号；电源触发（LINE），电源频率信号为触发信号；外触发（EXT），外触发输入端的触发信号是外部信号，用于特殊信号的触发。

交替触发（TRIG ALT）（24）：在双踪交替显示时，触发信号来自于两个垂直通道，此方式可用于同时观察两路不相关信号。

外触发输入插座（EXT INPUT）（23）：用于外部触发信号的输入。

触发电平旋钮（TRIG LEVEL）（30）：用于调节被测信号在某选定电平触发，当旋钮转向"＋"时，显示波形的触发电平上升，反之触发电平下降。

电平锁定（LOCK）（29）：无论信号如何变化，触发电平自动保持在最佳位置，不需人工调节。

释抑（HOLDOFF）（31）：当信号波形复杂，用电平旋钮不能稳定触发时，可用"释抑"旋钮使波形稳定同步。

触发极性按钮（SLOPE）（22）：触发极性选择。用于选择信号的上升沿和下降沿触发。

触发方式选择（TRIG MODE）（28）：

自动（AUTO）：在"自动"扫描方式时，扫描电路自动进行扫描。在没有信号输入或输入信号没有被触发同步时，屏幕上仍然可以显示扫描基线。

常态（NORM）：有触发信号才能扫描，否则屏幕上无扫描线显示。当输入信号的频率低于50Hz时，应用"常态"触发方式；

单次（SINGLE）：当"自动"（AUTO）、"常态"（NORM）两键同时弹出时即被设置于单次触发工作状态，当触发信号来到时，准备（READY）指示灯亮，单次扫描结束后指示灯熄，复位键（RESET）按下后，电路又处于待触发状态。

（2）基本操作　　按表3-2-1设置仪器的开关及控制旋钮或按键。

表 3-2-1　YB4340G 示波器的开关及控制旋钮

项　目	编　号	设　置
电源开关（POWER）	（7）	弹出
辉度旋钮（INTENSITY）	（2）	顺时针 1/3 处
聚焦旋钮（FOCUS）	（4）	适中
垂直工作方式开关（VERTICAL MODE）	（39）	CH1
断续工作方式开关（CHOP）	（41）	弹出
CH-2 极性开关（INV ERT）	（36）	弹出
垂直位移（POSITION）	（37）（40）	适中
衰减开关（VOLTS/DIV）	（8）（13）	0.5V/div
垂直微调旋钮（VARIABLE）	（12）（17）	校准位置
交流-直流-接地（AC-DC-GND）	（9）（10）（14）（16）	接地
触发源选择开关（SOURCE）	（26）	CH1
耦合（COUPLING）	（25）	AC
触发极性按钮（SLOPE）	（22）	+
交替触发（TRIG ALT）	（24）	弹出
电平锁定（LOCK）	（29）	按下
释抑（HOLDOFF）	（31）	最小（逆时针方向）
触发方式选择（TRIG MODE）	（28）	自动
水平工作方式选择（HORIZ DISPLAY）	（38）	A
主扫描 A 时间系数选择开关（A TIME/DIV）	（18）	0.5ms/div
扫描非校准状态开关键（SWP UNCAL）	（19）	弹出
水平位移（POSITION）	（32）	适中
扩展控制键（MAG×10）	（33）	弹出
X-Y 控制键	（27）	弹出

6. XD-2 低频信号发生器

XD-2 型低频信号发生器结构如图3-2-9所示，它可以产生 1Hz～1MHz 的正弦波，且具有良好的幅频特性，输出幅度 0～5V（有效值）连续可调并具有标准的 600Ω 输出阻抗特性。

【实验内容】

按上述要求设定了开关和控制按钮后，将电源线接到交流电源插座，按下述步骤操作：

图 3-2-9　信号发生器

1. 打开电源开关，确定电源指示灯变亮，约 20s 后，示波器屏幕上会显示光迹，如 60s 后仍未出现光迹，应按表 3-2-1 检查开关和控制按钮的设定位置。

2. 调节辉度（INTEN SITY）和聚焦（FOCUS）旋钮，将光迹亮度调到适当清晰。

3. 调节 CH1 位移旋钮及光迹旋转旋钮，将扫描线调到与水平中心刻线平行。

4. 将探极连接到 CH1 输入端，将 $2V_{p-p}$ 校准信号加到探极上。

5. 将 AC-DC-GND 开关拨到 AC，屏幕上将会出现如图 3-2-10 所示的波形。

6. 为便于信号的观察，将 VOLTS/DIV 开关和 TIME/DIV 开关调到适当的位置，使信号波形幅度适中，周期适中。

7. 调节垂直位移和水平位移旋钮到适中位置，使显示的波形对准刻线且能方便读出电压幅度（V_{p-p}）和周期（T）。

8. 将待测信号电压接到 CH2，适当调节示波器及信号发生器的各旋钮，使待测信号的频率与信号发生器的频率成简单整数比，使荧光屏上出现图 3-2-7 所示的各种波形。

图 3-2-10　示波器显示波形

9. 读出信号发生器所示的频率，同时记下波形水平方向和垂直方向分别与 x 轴、y 轴交点数的比值，计算出待测信号的频率。

【数据记录与处理】

1. 示波器的基本操作。

观察示波器上被测信号的波形，读出其频率和幅值，并与信号发生器产生信号的频率和幅值对比，将相关的图形和数据填入表 3-2-2 和表 3-2-3 中。

2. 示波器的应用。在示波器的应用过程中，将要求观察的图像及相应的数据填入表 3-2-4 ~ 表 3-2-6 中。

表 3-2-2　信号幅值测量

观察图形	灵敏度	刻度格数	测量值	信号电压

表 3-2-3　信号频率测量

观察图形	扫描频率刻度值	刻度格数	测量值	信号频率

表 3-2-4　同振动方向、频率相近的两个简谐振动的合成

	信号 F1	信号 F2	合成信号
频　率			
波　形			

表 3-2-5　不同频率比的李萨如图形

f_y: $f_x = 1:1$	f_y: $f_x = 2:1$	f_y: $f_x = 3:1$	f_y: $f_x = 3:2$

表 3-2-6　测得的信号频率

次数	N_x: N_y	f_x	$f_{y计}$	$f_{y实}$
1				
2				
3				
4				

【注意事项】

1. 转动旋钮要有目的，切忌乱扳乱动，要防止鲁莽操作，以免造成仪器损坏。

2. 使用信号发生器要防止信号源输出电压过高及输出短路。

3. 示波器扫描光迹不宜过亮且不能长时间地打在荧光屏上同一个位置，以免损坏荧光屏。

4. 实验结束后，应请指导教师检查仪器设备，之后方能离开实验室。

【思考题】

1. 如果示波器是良好的，但由于各个旋钮位置并未调好，荧光屏上看不到亮点，应该怎样操作才能出现亮点？

2. 在观察正弦信号波形时，波形向左运动，应增大扫描频率还是减小扫描频率？在观察李萨如图形时，为获得稳定的波形，Y 通道信号频率应怎样调节？

3. 测量电压和时间时，哪几个旋钮在测量过程中不能旋动，为什么？

4. 示波器能否用来测量直流电压？如能测量则应如何进行？

实验三　人耳听觉听阈的测量

【实验目的】

1. 掌握听觉听阈的测量方法。

2. 测定人耳的听阈曲线。

3. 了解人耳的痛阈曲线（必须在老师的辅导下完成）。

【实验器材】

人耳听阈曲线测量仪、全频带头戴式耳机、坐标纸等。

人耳听阈测量仪由信号发生器、功率放大电路、频率计、数字声强指示表（dB 表）等组成。

调节衰减旋钮（含粗调和微调）可改变功率，从耳机中得到不同分贝的声音，衰减越多，声强级越小。用此仪器可测量人耳（左或右）对于不同频率、不同声强声音的听觉情况。本测量仪测得的声强（dB）指示的是相对值，即当测量者处在 1000Hz 的声音中时，调节声强，使声强（dB）指示为 0（dB），然后调节校正旋钮，使自己刚刚能听到，此时声强为 0dB。该测量仪的声强指示范围为 $-5 \sim 55$dB，只能满足实验室听阈测量。仪器面板如图 3-3-1 所示。

仪器设置键的使用说明如下：

1. 复位键。复位信号频率，仪器设定复位（初始）频率为 1000Hz。

2. 确认键。进行任何设置后必须按下确认键，设定的频率才能有效输出。仪器对设置频率值进行限制，如设置频率值高于 20 000Hz，则输出有效频率只能为 20 000Hz；如设置频率低于 20Hz，则输出有效频率只能为 20Hz。

3. 选位键。频率数字显示有 5 位，分别为个、十、百、千、万。选位键能按次序分别选中其中一位，被选中的一位数码管会闪烁，这时只能对闪烁的被选中的位进行修改操作，修改完成后，按下确认键闪烁就会停止，输出有效频率。

图 3-3-1　实验仪器面板图

4. 加 1 键。对被选中的位的数字进行修改，按下加 1 键，就会对选中的位的数字进行加 1，每按 1 次 "加 1"，依次改变数字为 0~9。

【预习提示】

1. 什么是声强级、响度级和等响曲线（包含听阈曲线和痛阈曲线）?

2. 了解人耳听阈曲线测量仪的使用方法及注意事项。

【实验原理】

能够使听觉器官引起声音感觉的波动称为声波，其频率范围通常为 20 ~ 20 000Hz。描述声波能量的大小常用声强和声强级两个物理量。声强是单位时间内通过垂直于声波传播方向的单位面积的声波能量，用符号 I 来表示，其单位为 W/m^2。而声强级是声强的对数标度，它是根据人耳对声音强弱变化的分辨能力来定义的，用符号 L 来表示，其单位为分贝（dB），L 与 I 的关系为

$$L = \lg \frac{I}{I_0}(B) = 10 \times \lg \frac{I}{I_0}(dB) \tag{3-3-1}$$

式中，规定 $I_0 = 10^{-12}W/m^2$。

人耳对声音强弱的主观感觉称为响度。一般来说，它随着声强的增大而增加，但两者不是简单的线性关系，因为响度还与频率有关，不同频率的声波在人耳中引起相等的响度时，它们的声强（或声强级）并不相等。在医学物理学中，用响度级这一物理量来描述人耳对声音强弱的主观感觉，其单位为方（phon），它是选取频率为 1000Hz 的纯音为基准声音，并规定它的响度级在数值上等于其声强级的数值（但是单位不相同），然后将被测的某一频率声音与此基准声音比较，若该被测声音听起来与基准声音的某一声强级一样响，则这基准声音的响度级就是该声音的响度级。例如，频率为 100Hz、声强级为 72dB 的声音，与 1000Hz、声强级为 60dB 的基准声音等响，则频率为 100Hz、声强级为 72dB 的

图 3-3-2 人耳等响曲线

声音，其响度级为 60phon；1000Hz、40dB 的声音，其响度级为 40phon。

以频率为横坐标，声强级为纵坐标，绘出不同频率的声音与 1000Hz 的标准声音等响时的声强级与频率的关系曲线，得到的曲线称为等响曲线。图 3-3-2 表示正常人耳的等响曲线。引起听觉的声音，不仅在频率上有一定范围，而且在声强上也有一定范围。对于任一在人耳听觉范围内的频率（20~20 000Hz）来说，声强还必须达到某一数值才能引起人耳听觉。能引起听觉的最小声强叫做听阈，对于不同频率的声波听阈不同，听阈与频率的关系曲线叫做听阈曲线。随着声强的增大，人耳感到声音的响度也提高了，当声强超过某一最大值时，声音在人耳中会引起痛觉，这个最大声强称为痛阈。对于不同频率的声波，痛阈也不同，痛阈与频率的关系曲线叫做痛阈曲线。由图 3-3-2 可知，听阈曲线即为响度级为 0phon 的等响曲线，痛阈曲线则为响度级为 120phon 的等响曲线。在临床上常用听力计测定病人对各种频率声音的听阈值，与正常人的听阈进行比较，借以诊断病人的听力是否正常。

【实验内容】

1. 熟悉听觉实验仪面板上的各键功能，接通电源，打开电源开关，指示灯亮，预热 5min。

2. 在面板上将耳机插入，把仪器各选择开关按到选定位置。

3. 被测者戴上耳机，背向主试人（医生）和仪器。

4. 测量。

（1）按说明要求选择测量频率（仪器初始为 1000Hz）。

（2）调节"衰减"旋钮（衰减粗调和微调两个旋钮），使声强指示为 0dB。调节"校准"旋钮，使被测者刚好听到 1000Hz 的声音（整个听阈测量实验内"校准"旋钮不能再调节）。

（3）选定一个测量频率，用渐增法测定：将衰减旋钮调至听不到声音开始，逐渐减小衰减量（可交替调节粗调和微调），当被测者刚听到声音时主试人（或自己）停止减小衰减量，此时的声强（或声强级）为被测者在此频率的听阈值，其衰减分贝数用 L_1 表示。

（4）同一个频率用渐减法测定：步骤基本同（3），只是将衰减旋钮先调在听得到声音处，然后再开始逐渐增大衰减量，直到刚好听不到声音时为止，与步骤（3）一样，对相应同一频率的声音，可得到相同的听阈值，其衰减分贝数用 L_2 表示。

（5）令 $L_{测} = (L_1 + L_2)/2$（负值），此为所测频率衰减分贝数的平均值（声强级）。

（6）改变频率，重复（1）~（5）步骤，分别对 64Hz、128Hz、256Hz、…九个不同的频率进行测量，得到右耳或左耳九个点的听阈值，连起来便是听阈曲线。

5. 作听阈曲线。

将测得的数据填入表 3-3-1 和表 3-3-2 中。以频率为横坐标（并分别注明测试点的频率值），声强级平均值为纵坐标，在方格纸（见图 3-3-3 和图 3-3-4）上描出所得数据点，连起来便为听阈曲线。

表 3-3-1　左耳听阈曲线测量记录数据表

频率/Hz	64	128	256	512	1k	2k	4k	8k	16k
L_1/dB									
L_2/dB									
声强级 $L_{测}$/dB									

表 3-3-2　右耳听阈曲线测量记录数据表

频率/Hz	64	128	256	512	1k	2k	4k	8k	16k
L_1/dB									
L_2/dB									
声强级 $L_{测}$/dB									

数据处理：$L_{测} = (L_1 + L_2)/2$

6. 了解痛阈的测量。

一般不做，要做可参考听阈测量，必须要有指导教师才能做。仪器已对输出到耳机的声音功率进行了衰减，不能输出达到痛阈时的声强（保护实验学生耳朵不受到损伤），一般调到耳朵感到受不了就可以了（主要是掌握测量原理）。

【注意事项】

1. 每次变频后都要按一下复位键，并调校准钮使 dB 表指示 0dB。

图 3-3-3　右耳听阈曲线

图 3-3-4　左耳听阈曲线

2. 实验中只要掌握痛阈的测量原理即可，不可以私自进行痛阈实验，防止损伤耳朵。

3. 使用衰减旋钮时，用力要轻。

4. 耳机的连接线容易断，使用时应注意。

5. 耳机有退磁、灵敏度下降的现象，所以应每两年作一次校准曲线。

【思考题】

1. 图 3-3-2 中，等响曲线是一组曲线而不是一组直线，这说明什么？

2. 有人说 40dB 的声音听起来一定比 30dB 的声音更响一些，你认为对吗？

附：临床听力测试简介

临床听力测试（简称测听）是诊断和鉴别听力障碍的主要方法，同时也是耳鸣诊断中不可缺少的检查项目。测听是通过观察、记录和分析被测者对可控的声刺激的反应来了解听觉系统功能状态的检查技术。常用于测听的声信号有：纯音、言语声、噪声、短声和短纯音等。给声的方式有压耳式耳机、插入式耳机、骨振器（或称骨导耳机）、扬声器或称声场测听。声信号通过外耳道、中耳传至内耳的为气导，通过振动颅骨传至内耳的为骨导。听功能障碍的最显著表现是听力丧失或听不到较小的声音。恰能被被测者听到的最小声强值为听阈。测定听阈是了解听觉灵敏度的最基本的方法，比较气导听阈和骨导听阈，将纯音听阈和言语听阈、声导抗测试结果、电反应测听结果等综合分析，可为耳科疾病、神经科疾病以及心理疾病等的诊断提供依据和参考。听力检查方法包括主观测听法和客观测听法两大类：

1. 主观测听法

主观测听法又称行为测听法，主要根据被测者对声音刺激的行为反应来评估听力。行为反应包括口述、举手、按指示灯电钮等，以及其他受试对象主观意识支配的一切行为活动与躯体活动。常用的检查方法有：音叉试验、纯音听阈测试及阈上功能检查等。

纯音听阈测试通常称为电测听，是通过纯音听力计发出不同频率不同强度的纯音，由被测者作出听到与否的主观判断来了解其双耳的纯音听阈值的一种主观检查方法。由于纯音听力计的频率可自由选择，强度可随意调节，测试信号可连续而不衰减，所以在临床诊断中应用最为普遍。但因纯音听力检查为主观检查方法，需要被测者主观上高度配合，要通过被测者的反应来判断听力情况，所以它的缺点是客观性较差，因此不能用于婴幼儿测试。

2. 客观测听法

客观测听法：整个测试过程及测试结果不受被测者主观意识的影响。它不但可以测试传导性耳聋的病变性质，亦可判断感音神经性耳聋的病变部位，即确定病变是在中耳、耳蜗、听神经、脑干或听觉皮质中枢。客观测听法的优点是简便、快速、精确、重复性好，并且可应用于婴幼儿、精神病病人或其他不合作的病人，以及法医鉴定等。客观测听法包括声导抗测试法、电反应测听法和耳声发射法等。

（1）声导抗测试　声导抗测试是客观测听方法之一。它利用一定声压级的低频纯音导入被测者外耳道，引起鼓膜、听骨链、卵圆窗、鼓室腔、咽鼓管以及中耳肌肉等结构的振动或变化。由于这些器官、组织的弹性、质量和摩擦力的不同，所探测并显示的声级大小也有不同改变。它不是测定人耳的听阈而是测量人耳中耳声阻抗的变化，这种变化记录能为分析中耳病变提供客观的依据。它不仅可以用来区分中耳病变的不同部位，而且可辅助对听觉神经、脑干及面神经麻痹病变作定位诊断。特别适合于精神病病人、婴幼儿及不合作的被测者，甚至于昏迷病人。这种检查方法不需要严格的隔声设备，仪器灵敏度较高，操作简便，结果客观，有较高的准确性，已经成为临床测听的常规检查方法之一。

（2）耳声发射　耳声发射是一种产生于耳蜗、经听骨链及鼓膜传导释放入外耳道的音频能量。它是近年来临床用于听敏度测试的另一种客观方法。耳声发射的能量来自于耳蜗内可能存在的一种能增强基底膜振动的正反馈声能，也可能来自于螺旋器的振动，特别是外毛细胞的伸缩活动及耳蜗中向前波动的声能。诱发耳声发射在健全人中的出现率达 100%，反应阈与听阈接近，临床上多用于婴幼儿听力筛查及耳蜗聋与蜗后聋的鉴别诊断。

（3）电反应测听　客观测听还有一种方法即电反应测听法。我们已经知道，当耳受到声音刺激，听觉系统从末梢神经到中枢神经这一通道上会诱发出一系列电位变化，记录这些电位变化的方法，叫做电反应测听法。听觉诱发的电位和身体其他电位比较起来，显得非常微弱，大小只有几微伏，因此很难提取。直到出现电子计算机以后，才有可能将这些诱发电位从电波干扰的背景噪声中，通过"叠加"技术而提取出来并加以记录，从而应用于临床。

电反应测听法记录听觉系统末梢电位的，叫做耳蜗电图，记录中枢部分的叫脑干电反应和皮质电反应测听。它们可以被用于客观地测定耳聋病人的真实听力，如实地反映听觉传导通路的功能（包括毛细胞、听神经和听中枢的功能），特别适合于婴幼儿、伪聋及精神病病人。但因设备较昂贵，需要有隔音、隔电屏蔽及滤波等条件，所以只有较大医疗单位才有条件购置此种测听设备，因而它的应用受到限制。

实验四　分光计的调节

【实验目的】
1. 了解分光计的构造及各组成部分的作用。
2. 掌握分光计的调节方法。

【实验器材】
分光计、钠灯或汞灯、平面反射镜和照明装置等。

【预习提示】
1. 了解分光计的构造及各部分的作用。
2. 了解分光计的读数方法。
3. 望远镜的调节中当望远镜调至何种状态时才适合观察平行光？
4. 什么是渐近调整法？
5. 如何才能产生平行光？
6. 了解使用分光计时的注意事项。

【实验原理】

光线入射到光学元件（如平面镜、三棱镜、光栅等）上时会发生反射、折射或衍射。光的反射定律、折射定律定量地描述了光线在传播过程中方向发生偏折时角度间的相互关系，而光在传播过程中的衍射、散射等物理现象也都与角度这一概念有关，一些光学量如折射率、光波波长、色散率等都可以通过直接测量相关的角度来确定。因此，精确测量光线偏折的角度是光学实验技术的一项重要内容。

把复色光分成单色光的过程称为分光，复色光通过透明介质或一定的分光装置分解成单色光的现象，称为色散现象。棱镜、光栅和干涉系统，如法布里-珀罗标准具，都可以把复色光分解成单色光。棱镜、光栅根据功用、记录光的方式不同可以成为摄谱仪、单色仪或分光计的重要一部分。在实验室中，可以用一定的原理、分光元件或仪器把复色光分成单色光，分光计就是最基本的仪器之一。

分光计是用来精确测量入射光和出射光之间偏转角度的一种基本光学仪器，因而在工业上也称为测角仪。利用分光计可以间接测量折射率、光波波长、色散率及进行光谱的定性分析。

1. 分光计的构造

分光计主要由五部分构成：三角底座、载物台、望远镜、平行光管和读数圆盘，如图 3-4-1 所示。

（1）三角底座　三角底座是整个分光计的底座，中央固定一中心轴，望远镜和读数圆盘可绕该轴转动，读数圆盘平面与中心轴垂直。

（2）载物台　载物台具有双层结构，上层用来放置待测物体或分光元件，两层之间有呈正三角形排列的三只弹簧螺钉，用来调节上层平台的高度和倾斜度。

（3）望远镜　望远镜的结构如图 3-4-2 所示。望远镜由物镜、十字刻线和目镜组成。十字刻线装在物镜和目镜之间的 B 筒上。B 筒可沿 A 筒轴向移动或转动以改变十字刻线与物镜之间的距离。十字刻线可以调到物镜的焦平面上。目镜装在 B 筒里，可沿 B 筒滑动以改变目镜与十字刻线的距离，使十字刻线被调到目镜的焦平面上。阿贝目镜是在目镜和十字刻线间装有的一个全反射棱镜。光线由十字窗射到棱镜上，经全反射后，照亮十字刻线，通过物镜向外射出光线，当光线遇到与之垂直的平面镜并反射后再进入望远镜，所成的绿十字像与十字刻线重合，如图 3-4-3 所示。阿贝目镜可以借其自身发出的平行光束进行调准，故称为自准直望远镜。整个望远镜可绕中心轴转动，其高低、水平可以调节。

（4）平行光管　它的作用是产生平行光，它是由一根长短可伸缩的圆筒套管，管端装有宽度可调的狭缝，另一端装有消色差透镜组组成的。用光源照明狭缝成像，改变狭缝与透镜之间的距离，当狭缝像落在透镜的焦平面上时，像可成

图 3-4-1 分光计结构

1—狭缝装置 2—狭缝装置锁紧螺钉 3—平行光管 4—制动架（二） 5—载物台
6—载物台调平螺钉 7—载物台锁紧螺钉 8—望远镜 9—望远镜锁紧螺钉 10—
阿贝自准直望远镜 11—目镜视度调节手轮 12—望远镜光轴倾角调节螺钉
13—望远镜光轴水平调节螺钉 14—支臂 15—望远镜微调螺钉 16—转座与
刻度盘止动螺钉 17—望远镜止动螺钉 18—制动架（一） 19—底座 20—转
座 21—刻度盘 22—游标盘 23—立柱 24—游标盘微调螺钉 25—游标
盘止动螺钉 26—平行光管光轴水平调节螺钉 27—平行光管光轴倾角
调节螺钉 28—狭缝宽度调节手轮 29—目镜照明电源
30—光源电源变压器

图 3-4-2 望远镜的结构示意图

在无穷远处，此时平行光管射出的光束即为平行光束。借助调节螺钉可调节平行
光管的高低和水平。

（5）读数圆盘 读数圆盘是由可
绕中心轴转动的刻度盘和游标盘组成
的。刻度盘分为 360°，分度值为 30′，
它与望远镜固连，可随望远镜一起转
动。游标盘置于刻度盘上的左右两个
读数小窗下面，每个游标盘分为 30 等
份，与刻度盘的 29 小格相等，精度为
1′。读数时先读出游标零线所指的刻

图 3-4-3 望远镜视窗

度盘上的度数（注意是否超过半度），再看游标盘上第几个小格与刻度盘上某刻度相重合，第几个小格重合，游标盘的度数即为几分，刻度盘的度数和游标盘的度数之和即为望远镜的位置，如图 3-4-4 所示。为了消除刻度盘的偏心误差，安装了相差 180°的两个游标，计算望远镜的偏转角时，应分别求出两游标所指的始末读数差后，取其平均值，即同时读出转动前左右两个小窗的读数 θ_1、θ_2 和转动后两个小窗读数 θ_1'、θ_2'。理论上 $\Delta\theta = \theta_1' - \theta_1 = \theta_2' - \theta_2$，为消除误差，实际的转角 $\Delta\theta$ 可按下式计算：

$$\Delta\theta = \frac{1}{2}\left[(\theta_1' - \theta_1) + (\theta_2' - \theta_2)\right]$$

图 3-4-4　读数圆盘

2. 调整原理

对分光计调整的目的，是使进入狭缝的光通过平行光管中的凸透镜后形成平行光，平行光进入望远镜的物镜后，既成像在物镜的焦平面上，同时像又落在目镜的焦平面内侧，使得眼睛对着目镜能看到清晰的狭缝像。

【实验内容】

分光计调节的重点在于以下三个方面：平行光管发出平行光；望远镜接收平行光（即望远镜聚焦于无穷远）；平行光管和望远镜的光轴等高且垂直于分光计的中心转轴。

一、目测粗调

1. 调节望远镜和平行光管的光轴在同一水平直线上。

2. 正确放置平面镜，将平面镜垂直放于载物台中央，使镜面任一侧边通过平台下某一调平螺钉 C，如图 3-4-5 所示，另一侧边放于 AB 连线的中点处。

3. 调节载物台下三个螺钉，使载物台水平，台上平面镜的中心即与望远镜及平行光管的光轴在同一直线上。

图 3-4-5　平面镜的位置

二、细调

1. 用自准直法调整望远镜有以下两个步

骤：

（1）调节目镜。转动目镜视度调节手轮（11），调节目镜与十字刻线间的距离，直至观测者能清晰地看见分划板上的十字刻线，这称为明视调节。注意：以下的调节将以明视调节为基础，所以明视调节过后不得在实验中再转动目镜视度调节手轮。

（2）调节望远镜聚焦于无穷远。接通望远镜电源，照亮绿十字窗。松开游标盘止动螺钉（25），缓慢地转动平台，同时通过望远镜细心寻找从平面镜反射回来的绿十字像，若找不到绿十字像，则说明平面镜的倾斜度不合适，此时可调节望远镜光轴倾角调节螺钉（12）和载物台下的调平螺钉 A 和 B，并左右移动望远镜，直至看到绿十字像为止。

松开望远镜锁紧螺钉（9），前后移动目镜对望远镜调焦，直到清晰地看到绿十字像。此时分划板平面、目镜焦平面、物镜焦平面重合在一起，望远镜已聚焦于无穷远。

2. 调节望远镜光轴垂直于分光计转轴。当望远镜聚焦于无穷远时，望远镜光轴未必垂直仪器转轴。调节时可采用"渐近法"，即调节载物台下的螺钉 A 和 B，使绿十字像中心逼近分划板十字刻线的水平线一半，再调节望远镜光轴倾角调节螺钉（12）及载物台下螺钉 A 和 B，使绿十字像与十字刻线重合，然后旋转载物台180°，重复上述步骤直到两个反射面反射回来的绿十字像都与分划板上的十字刻线重合，如图 3-4-3 所示，这时望远镜的光轴就与分光计的转轴垂直了。

3. 调整平行光管。当望远镜调好之后，以它为基准，进行平行光管的调节。

（1）调节平行光管发出平行光。为使通过平行光管的光线成为平行光，应将平行光管的狭缝位于平行光管物镜的焦平面上。调节时，先取下平面镜，用钠灯或汞灯照亮狭缝，用已调好的望远镜作标准，使望远镜正对着平行光管，调节狭缝装置锁紧螺钉（2），前后移动狭缝装置，直到在望远镜中清晰地看到狭缝像，这时表明狭缝已位于平行光管物镜的焦平面上，从平行光管发出的光束即为平行光束，旋紧狭缝装置锁紧螺钉（2），固定狭缝。

（2）调节平行光管垂直于分光计转轴。欲使平行光管的光轴垂直于仪器的转轴，只要使平行光管的光轴与望远镜的光轴二者平行（此时望远镜光轴已垂直于仪器转轴）。调节狭缝至最窄，将狭缝转到水平位置，调节平行光管光轴水平调节螺钉（26），使望远镜中看到的狭缝像正好位于十字刻线的水平刻

a)　　　　　b)

图 3-4-6　平行光管光轴
与望远镜光轴共线

线上，且被竖直刻线左右等分，再将狭缝转到竖直刻线上，且被上下等分，这时

平行光管的光轴平行于望远镜光轴，且垂直于分光计转轴，同时与望远镜等高共轴，如图 3-4-6 所示。

（3）缝宽的调节。平行光管狭缝的宽窄是可调的，一般是狭缝的宽度窄些好，但过窄会使平行光管发出的平行光过弱，而不利于测量。至此，整个分光计调节完毕。

【注意事项】

1. 分光计是精密仪器，要正确操作，切勿用手触及分光计各光学元件的表面。

2. 转动望远镜时，切勿直接推镜筒。

3. 调整分光计时一定要先目测粗调。

4. 在分光计调节过程中，已调好的各部分装置要保持不变。

【思考题】

1. 分光计由哪几部分构成？每个部分的作用各是什么？

2. 要使望远镜内的绿十字像和平行光管的狭缝像清晰，各应如何调节？

3. 经过对望远镜水平粗调和载物台的水平粗调，能看到平面镜某一面反射回来的亮"十"字像，而另一面却看不到，是何原因？应如何处理？

实验五　　液体表面张力系数的测量

【实验目的】

1. 了解硅压阻式力敏传感器张力测定仪的结构、测量原理和使用方法。

2. 掌握硅压阻式力敏传感器的定标方法。

3. 用拉脱法测量室温下液体的表面张力系数。

【实验器材】

硅压阻式力敏传感器张力测定仪、环形金属片、玻璃器皿、铁架台、微调升降台、游标卡尺、蒸馏水、酒精、丙酮、砝码盘、各质量砝码、镊子等。

【预习提示】

1. 了解测量液体表面张力系数的方法。

2. 了解表面张力系数的生理作用。

3. 了解硅压阻式力敏传感器张力测定仪的结构及测量原理。

4. 了解实验步骤及实验中的注意事项。

5. 学习掌握用最小二乘法处理实验数据。

【实验原理】

表面张力，是液体表面层由于分子引力不均衡而产生的沿表面作用于任一界线上的张力。通常，由于环境不同，处于界面的分子与处于相本体内的分子所受力是不同的。以水为例，在水内部的一个水分子受到周围水分子的作用力的合力为零，但在表面的一个水分子却不如此。因上层空间气相分子对它的吸引力小于内部液相分子对它的吸引力，所以该分子所受合力不等于零，其合力方向垂直指向液体内部，结果导致液体表面具有自动缩小的趋势，这种收缩力称为表面张力。

液体的表面张力系数是反映液体特性的一个重要的物理量，与液体的成分、纯度及温度等有关。在医学上，正常体液的表面张力系数起着重要的生理作用，对体液的表面张力系数改变量的测试分析有着实际的临床应用价值。例如，可以通过测量淋巴液、肺泡内组织液、唾液等体液的表面张力系数，来诊断疾病。

测量液体的表面张力系数方法有很多，拉脱法是常用的方法之一。这种方法的特点是测量方法直观，概念清晰，可由仪器直接测量液体的表面张力。该方法对测量力的仪器要求较高，本实验采用硅压阻式力敏传感器张力测定仪对液体表面张力进行测量，它比传统的焦利秤、扭秤等灵敏度高，线性和稳定性好，测量结果更加准确，并且可以数字信号显示。

图 3-5-1   液体表面张力系数测定实验装置

图 3-5-1 所示为液体表面张力系数测定实验装置，通过对一个已知周长的金属片从待测液体表面脱离所需的力的测量，求出该液体表面张力系数的方法叫做拉脱法。

实验过程中，将内径为 D_1、外径为 D_2 的环形金属片悬挂在金属梁上，然后把它浸入盛有待测液体的玻璃器皿中。调节升降台，使玻璃器皿缓慢地向下移动，这个过程中环形金属片就会拉起一个与液体相连的液膜。由于表面张力的作用，力敏传感器所受到的拉力逐渐增大，当达到某一值时，如果液面继续下降就会使液膜破裂，此时拉力 F_T 达到最大值，则 F_T 应当是金属片重力 G 与液膜拉引金属片的表面张力 F 之和，即

$$F_{\text{T}} = G + F \qquad (3\text{-}5\text{-}1)$$

由于液膜有两个液面，且两液面的直径与环形金属片的内外径相同，考虑一级近似，表面张力 F 可以表示为

$$F = \alpha \cdot \pi (D_1 + D_2) \qquad (3\text{-}5\text{-}2)$$

式中，α 是液体的表面张力系数；D_1、D_2 分别表示环形金属片的内径和外径。则液体表面张力系数 α 可表示为

$$\alpha = \frac{F}{\pi (D_1 + D_2)} \qquad (3\text{-}5\text{-}3)$$

贴在金属梁上的力敏传感器芯片是由四个硅扩散电阻集成的一个非平衡电桥，当外界压力作用于金属梁时，在压力作用下，电桥失去平衡，此时就会有电压信号输出，输出电压 U 的大小和所加的外力 F_{T} 的关系可表示为

$$U = KF_{\text{T}} \qquad (3\text{-}5\text{-}4)$$

式中，K 为硅压阻式力敏传感器的灵敏度，单位为 V/N。

液膜破裂的前一瞬间受到的拉力 F_{T1} 为

$$F_{\text{T1}} = G + F \qquad (3\text{-}5\text{-}5)$$

而液膜破裂后的瞬间所受到的拉力 F_{T2} 为

$$F_{\text{T2}} = G \qquad (3\text{-}5\text{-}6)$$

由以上两式液体表面张力可表示为

$$F = F_{\text{T1}} - F_{\text{T2}} \qquad (3\text{-}5\text{-}7)$$

假设液膜破裂前一瞬间输出电压为 U_1，液膜破裂后的一瞬间输出电压为 U_2，则由式（3-5-4）和式（3-5-7）可得

$$F = F_{\text{T1}} - F_{\text{T2}} = \frac{U_1}{K} - \frac{U_2}{K} = \frac{U_1 - U_2}{K} \qquad (3\text{-}5\text{-}8)$$

将式（3-5-8）代入式（3-5-3）可得

$$\alpha = \frac{F}{\pi (D_1 + D_2)} = \frac{U_1 - U_2}{K\pi (D_1 + D_2)} \qquad (3\text{-}5\text{-}9)$$

【实验内容】

一、必做部分

1. 力敏传感器灵敏度的测量

不同的力敏传感器它们的灵敏度有所不同，在测量液体表面张力系数之前，应先将其定标，主要步骤如下：

（1）把实验装置的电源开关打开，预热 15min 左右。

（2）在金属梁上挂好砝码盘，调节液体表面张力测定仪上的调零旋钮，使输出电压的示数为零。

（3）在砝码盘上分别加 0.5g、1.0g、1.5g、2.0g、2.5g、3.0g 等质量的砝

码，记录在相应砝码的作用下，输出电压的示数 U。

（4）用最小二乘法作直线拟合，求出该力敏传感器的灵敏度 K。

2. 环形金属片的测量与清洁

（1）用游标卡尺分别测出环形金属片的外径 D_1 和内径 D_2。

（2）环形金属片表面清洁情况直接影响着测量的准确性，因此在实验前先把环形金属片浸入 NaOH 溶液中 1min 左右，然后用蒸馏水清洗干净。

3. 液体的表面张力系数的测量

（1）把环形金属片挂在金属梁的挂钩上，调节升降调节螺钉，使待测液体靠近环形金属片，从侧面仔细观察环形金属片是否与待测液面平行，如不平行，则取下环形金属片，调节其上的细线直至金属片与待测液面平行。

（2）调节升降台上的升降调节螺钉，使液面继续缓慢上升，当环形金属片的下沿部分全部浸没于待测液体后，反方向调节升降调节螺钉，此时液面缓慢下降，在环形金属片和液面间形成一环形液膜，继续调节升降调节螺钉，使液面继续缓慢下降，分别记录下来液膜破裂前的瞬间输出电压值 U_1 和液膜破裂后的瞬间输出电压值 U_2。

（3）将实验数据代入公式（3-5-9）中，计算出液体的表面张力系数。

（4）重复上述步骤，多次测量后取平均值，并与标准值进行比较。

二、选做部分

测量其他液体，如酒精、丙酮等在不同浓度时的表面张力系数。

【数据记录与处理】

1. 力敏传感器灵敏度的测量

将力敏传感器灵敏度的测量数据填入表 3-5-1 中。

经最小二乘法拟合得 $K = $ _____ mV/N，拟合的线性相关系数 $r = $ _____。重力加速度按 $g = 9.8 \text{m} \cdot \text{s}^{-2}$ 计算）

表 3-5-1　力敏传感器灵敏度的测量

砝码/g	0.5	1.0	1.5	2.0	2.5	3.0
电压/mV						

2. 水的表面张力系数的测量

将实验数据填入表 3-5-2 中，求出表面张力系数后与表 3-5-3 中的标准值进行对比。

表 3-5-2　水的表面张力系数的测量

	U_1/mV	U_2/mV	F/N	α/（N/m）
1				
2				

（续）

	U_1/mV	U_2/mV	F/N	α/（N/m）
3				
4				
5				

金属环外径 D_1 = _____ cm，内径 D_2 = _____ cm，水的温度 t = _____ ℃。

平均值：α = _____ N/m。

表 3-5-3　水的表面张力系数的标准值

温度/℃	α/ ×10³N·m⁻¹	温度/℃	α/ ×10³N·m⁻¹	温度/℃	α/ ×10³N·m⁻¹
1	75.47	11	73.96	21	72.43
2	75.31	12	73.80	22	72.27
3	75.16	13	73.65	23	72.11
4	75.01	14	73.50	24	71.96
5	74.86	15	73.35	25	71.81
6	74.71	16	73.20	26	71.65
7	74.56	17	73.05	27	71.50
8	74.41	18	72.89	28	71.34
9	74.26	19	72.73	29	71.19
10	74.11	20	72.58	30	71.04

【注意事项】

1. 实验之前，仪器须开机预热 15min。

2. 测量过程中环形金属片应严格处理干净，同时手指也不要接触待测液体。

3. 必须使环形金属片下沿与待测液面平行。

4. 实验过程中尽量不要开窗，防止风使环形金属片摆动导致测量不准确。

5. 要缓慢调节升降台，尽量不要让液体产生波动，液膜必须被充分地拉伸开，同时注意保护玻璃器皿。

6. 在使用力敏传感器过程中用力要小，否则容易使力敏传感器损坏。

7. 实验结束后将环形金属片用清洁纸擦干并包好，放入干燥皿内。

【思考题】

1. 关于液体表面张力的测量方法还有哪些？

2. 当金属片下沿部分均浸入液体中后，调节升降台使得液面往下降，输出电压的示数如何变化？

3. 如果环形金属片没有处理干净，对实验会有什么影响？

实验六　弦本征振动的观测

【实验目的】

1. 观察并研究弦上驻波及共振现象的形成，加深对驻波和共振特点的了解。
2. 在振动源频率不变时，用实验确定驻波波长与张力的关系。
3. 在弦线张力不变时，用实验确定驻波波长与振动频率的关系。

【实验器材】

弦上驻波实验仪、分析天平、金属弦、滑轮、砝码盘及砝码、米尺等。

【预习提示】

1. 了解驻波、共振现象的形成及特点。
2. 了解弦上驻波实验仪结构及使用方法。
3. 了解实验步骤及注意事项。

【实验原理】

如图 3-6-1 所示，一根弦的一端系在振动簧片上，另一端系一砝码，砝码通过定滑轮在弦线上产生一定的张力。当可调频率数显机械振动源振动时，在弦线上激发从左到右传播的波，称为入射波，这列波传播到可动卡口支架时被反射，在弦线上又引起从右向左传播的波，称为反射波。一列持续的入射波与其反射波在同一弦线上沿相反方向传播时，将会相互干涉，移动卡口支架到适当位置，在弦线上就可以形成驻波。这时弦线上的波被分成几段，且每段波两端的点始终不动，而中间的点振幅最大。这些始终静止的点称为波节，振幅最大的点称为波腹。

图 3-6-1　弦上驻波实验仪

1—可调频率数显机械振动源　2—振动簧片　3—可动刀口支架　4—金属丝弦线

5—标尺　6—可动卡口支架　7—定滑轮　8—砝码与砝码盘

对于一根两端被固定、柔软的、均匀的弦，只有两个固定端的距离等于弦线中横波对应的半波长的整数倍时，才能形成驻波，即有

$$L = n \cdot \frac{\lambda}{2} \quad 或 \quad \lambda = \frac{2L}{n} \tag{3-6-1}$$

式中，L 为弦长；λ 为驻波波长；n 为弦上驻波的波腹数。

横波沿着一条拉紧的弦线传播时，由运动方程和波动方程可得波速、弦线的张力、线密度间的关系为

$$v = \sqrt{\frac{F}{\rho}} \tag{3-6-2}$$

式中，v 为波在弦上的传播速度；ρ 为弦线的线密度，即单位长度的弦线的质量，单位为 kg/m；F 为弦线的张力，单位为 N。由上式可知，波在弦上的传播速度由弦的线密度和弦线的张力所决定。

将 $v = f \cdot \lambda$ 代入式（3-6-2）得

$$v = f \cdot \lambda = \sqrt{\frac{F}{\rho}} \tag{3-6-3}$$

因此，固有频率、弦长、张力、弦的线密度之间的关系可以表示为

$$f = \frac{1}{\lambda}\sqrt{\frac{F}{\rho}} = \frac{n}{2L}\sqrt{\frac{F}{\rho}} \tag{3-6-4}$$

由上式可以看出，对于一定的振动系统，其各振动的固有频率可有一系列的值。如图 3-6-2 所示，当 $n = 1$ 时，驻波只有一个波腹，此时的频率叫基频，它是弦线振动的最小频率值，用 f_0 表示；当 $n = 2，3，4，\cdots$ 时的频率叫谐频。

由式（3-6-4）可得

$$\lambda = \frac{1}{f}\sqrt{\frac{F}{\rho}} \tag{3-6-5}$$

将上式两端取对数可得

$$\lg\lambda = \frac{1}{2}\lg F - \frac{1}{2}\lg\rho - \lg f \tag{3-6-6}$$

由上式可以看出，弦线一旦选定，线密度 ρ 即为定值，在固定频率 f 不变的情况下，$\lg\lambda$ 和 $\lg F$ 成正比关系，在直角坐标系中绘出 $\lg\lambda$-$\lg F$ 图，得到一条斜率为 1/2 的直线；同理，保持张

图 3-6-2　弦的自由振动的基频和谐频

力 F 不变，$\lg\lambda$ 和 $\lg f$ 也成正比关系，在直角坐标系中绘出 $\lg\lambda$-$\lg f$ 图，可得到一条斜率为 1 的直线。

【实验内容】

1. 观察驻波的形成和波形、波长的变化。安装调试实验装置。接通电源使振源振动，改变弦线长或砝码质量，观察波形、波长的变化情况。

2. 测量弦线的线密度。用米尺测出弦线的长度，再用天平测出弦线的质量，由此计算出弦线的线密度。

3. 当 f 不变时，验证波长 λ 与张力 F 的关系。向砝码盘中加入砝码，调整

振源的频率,使其固定在 80 ~ 120Hz 之间的某一个值上不变,同时调整可动卡口的位置,使弦线出现振幅较大且稳定的驻波。用标尺测量 L 值,数出对应的半波数,即可算出波长 λ。递增砝码的质量,测出对应的波长,分别计算出 $\lg\lambda$ 和 $\lg F$ 的值,在二维直角坐标系中用描点法作出 $\lg\lambda$-$\lg F$ 关系图,由所得图像来验证波长 λ 与张力 F 的关系。

4. 当 F 不变时,验证波长 λ 与波源振动频率 f 的关系。向砝码盘中加入一定质量的砝码,使张力 F 保持不变,使波源振动的频率在 60 ~ 160Hz 范围内递增,测出每次改变所对应的波长 λ。算出 $\lg\lambda$ 和 $\lg f$ 的值,在二维直角坐标系中用描点法作出 $\lg\lambda$-$\lg f$ 关系图,由所得图像情况验证波长与频率的关系。

【数据记录与处理】

1. 弦线线密度。

弦线的长度_____ m;弦线的质量_____ kg;弦线的线密度_____ kg/m。

2. 当 f 不变时,验证波长 λ 与张力 F 的关系。把实验测得的原始数据填入表 3-6-1 中,并计算出 λ、$\lg\lambda$、$\lg F$ 的值。

表 3-6-1   波长 λ 与张力 F 的关系

次数	F	L	n	λ	$\lg\lambda$	$\lg F$
1						
2						
3						
4						
5						
6						
7						

波源的振动频率 f = _____ Hz。

绘出 $\lg\lambda$-$\lg F$ 图,所得直线的斜率为_____。

3. 当 F 不变时,验证波长 λ 与波源振动频率 f 的关系。将测得的原始数据填入表 3-6-2 中,并计算出 λ、$\lg\lambda$、$\lg f$ 的值。

表 3-6-2   波长 λ 与波源振动频率 f 的关系

次数	f	L	n	λ	$\lg\lambda$	$\lg f$
1						
2						
3						
4						

（续）

次数	f	L	n	λ	$\lg\lambda$	$\lg f$
5						
6						
7						

弦线的张力：$F =$ _____ N。

绘出 $\lg\lambda$-$\lg f$ 关系图，所得直线的斜率为_____。

【注意事项】

1. 实验中，为了准确求得驻波的波长，必须在弦线上调出振幅较大且稳定的驻波。

2. 在计算弦线张力 F 时，应注意 F 的大小是砝码的重力和托盘的重力之和。

3. 实验中，如果波源发生机械共振，则应减小振幅或改变波源的频率。

【思考题】

1. 分析本实验的误差来源。

2. 为了使 $\lg\lambda$-$\lg F$ 直线图和 $\lg\lambda$-$\lg f$ 直线图上的数据点分布比较均匀，砝码盘中砝码质量及波源的振动频率应如何改变？

3. 调出稳定的驻波后，欲增加半波的个数，应增加砝码还是减少砝码？应增加弦线的长度还是缩短弦线的长度？

4. 在本实验中，如果弦的 ρ、L、F 一定，将弦放在煤油中，弦的本征振动频率是否发生变化？

实验七　用分光计测定三棱镜的折射率

【实验目的】

1. 加深对分光计结构、作用及工作原理的了解，熟练掌握分光计的调节方法。

2. 掌握三棱镜顶角的测量方法。

3. 学会用最小偏向角法测量三棱镜的折射率。

【实验器材】

分光计、玻璃三棱镜、钠灯或汞灯、平面镜和照明装置等。

【预习提示】

1. 掌握实验原理，了解实验步骤和实验方法，并设计出原始数据记录表。

2. 掌握三棱镜顶角、最小偏向角的测量方法。

3. 调整分光计，最后要达到什么要求？

4. 分光计调整的关键是调好望远镜，其他的调整可以以望远镜为标准。用自准直法调节望远镜光轴与分光计转轴相垂直时，只调节望远镜光轴倾角调节螺钉是否可以？为什么？

5. 测角 φ 时，如望远镜由 $\theta_1 = 340°0'$ 经零刻线转到 $\theta_2 = 40°0'$，则望远镜转过的角度为多少？

【实验原理】

介质的折射率可以用很多方法测定，在分光计上用最小偏向角法测定玻璃的折射率，可以达到较高的精确度。这种方法需要将待测材料磨成一个三棱镜。如果测液体的折射率，可用表面平行的玻璃板做一个中空的三棱镜，充入待测的液体，从而可用类似的方法进行测量。

当光从空气中射入折射率为 n 的介质时在分界面处发生折射（见图 3-7-1），入射角与折射角之间遵从折射定律：

图 3-7-1　光的折射

$$n = \frac{\sin i}{\sin i'} \qquad (3\text{-}7\text{-}1)$$

一束单色光以 i_1 角入射到 AB 面上，经棱镜两次折射后，从 AC 面折射出来，出射角为 i_2'。入射光和出射光的夹角 δ 称为偏向角。当棱镜顶角 A 一定时，偏向角 δ 的大小随入射角 i_1 的变化而变化。而当 $i_1 = i_2'$ 时，δ 为最小。此时的偏向角称为最小偏向角，记为 $\delta_{\min}$。

由图 3-7-1 中可以看到，此时 $i_1' = \dfrac{A}{2}$，有

$$\frac{\delta_{\min}}{2} = i_1 - i_1' = i_1 - \frac{A}{2} \qquad (3\text{-}7\text{-}2)$$

得

$$i_1 = \frac{1}{2}(\delta_{\min} + A) \qquad (3\text{-}7\text{-}3)$$

设棱镜折射率为 n，由折射定律得

$$\sin i_1 = n \sin i_1' = n \sin \frac{A}{2} \qquad (3\text{-}7\text{-}4)$$

$$n = \frac{\sin i_1}{\sin \dfrac{A}{2}} = \frac{\sin \dfrac{\delta_{\min} + A}{2}}{\sin \dfrac{A}{2}} \qquad (3\text{-}7\text{-}5)$$

因此，在三棱镜的折射率的测量中，只要测出三棱镜的顶角 A 和最小偏向角 δ，就可以计算出三棱镜的折射率 n。

【实验内容】

1. 调整分光计，使其处于工作状态。调整方法见本章实验四。

2. 使三棱镜的光学表面垂直望远镜光轴。

（1）调整载物台的上下台面大致平行，将棱镜放到载物台上，使棱镜三边与台下三个螺钉的连线所成三边互相垂直，如图 3-7-2 所示。这样，调节一个螺钉就可以调节棱镜光学表面的倾斜度。

（2）接通目镜照明光源，遮住从平行光管射来的光。转动载物台，在望远镜中观察从三棱镜的两个光学表面 AC 和 AB 反射回来的十字像，只调载物台下三个螺钉，使其反射像都落到十字刻线处。

注意：每个螺钉调节的动作要轻，并同时观察它对各侧面反射像的影响。棱镜调好后，其位置不能再动。

3. 测棱镜顶角。

对两游标作一适当标记，分别称左游标和右游标，在记录数据时，且勿颠倒。拧紧望远镜和刻度盘的锁紧螺钉，使望远镜和刻度盘固定不动。转动游标盘，使棱镜 AC 面正对望远镜，如图 3-7-3 所示。分别记下左、右游标的读数 θ_1 和 θ_2。再转动游标盘，使棱镜 AB 面正对望远镜，再分别记下左、右游标的读数 θ_1' 和 θ_2'。同一游标两次读数之差 $|\theta_1 - \theta_1'|$ 或 $|\theta_2 - \theta_2'|$，即是载物台转过的角度 φ，所以

$$\varphi = \frac{1}{2}\left[\,|\theta_1 - \theta_1'| + |\theta_2 - \theta_2'|\,\right] \tag{3-7-6}$$

图 3-7-2　三棱镜的放置　　　　图 3-7-3　测棱镜顶角

而 φ 是 A 角的补角，即

$$A = \pi - \varphi \tag{3-7-7}$$

反复测量 3 次，数据填入表 3-7-1 中，并求出 A 的平均值。

表 3-7-1　测量三棱镜的顶角

次数	望远镜正对 AC 面		望远镜正对 AB 面		$\varphi = \frac{1}{2}\left[\,|\theta_1 - \theta_1'| + |\theta_2 - \theta_2'|\,\right]$	$A = \pi - \varphi$
	左游标 θ_1	右游标 θ_2	左游标 θ_1'	右游标 θ_2'		
1						
2						
3						

顶角 A 的平均值_____。

4. 测三棱镜的最小偏向角。

（1）使平行光管狭缝对准钠灯光源。

（2）松开望远镜止动螺钉和游标盘制动螺钉，把载物台及望远镜转至如图 3-7-4 所示的位置（1）处，再左右微微转动望远镜，找出棱镜折射出的光线。

（3）轻轻转动载物台（改变入射角 i_1），望远镜中将看到光线跟着移动。改变 i_1，使光线往 δ 减小的方向移动（即向顶角 A 方向移动）。望远镜跟着光线移动，直到棱镜继续转动，而光线开始反向移动（即偏向角反而变大）为止。这个反向移动的转折位置，就是光线以最小偏向角射出的方向。固定载物台，微动望远镜，使其分划板上的中心竖线对准谱线。

图 3-7-4　测量最小偏向角

（4）测量。记下此时两游标的读数 θ_1 和 θ_2。取下三棱镜（载物台保持不动），转动望远镜使其对准平行光管，即图 3-7-4 中（2）的位置，以确定入射光的位置，再记下两游标的读数 θ_1' 和 θ_2'。此时该光线的最小偏向角为

$$\delta_{\min} = \frac{|\theta_1 - \theta_1'| + |\theta_2 - \theta_2'|}{2} \qquad (3\text{-}7\text{-}8)$$

反复进行三次，将数据填入表 3-7-2 中，并计算最小偏向角的平均值。将 $\delta_{\min}$ 的平均值和测得的棱镜 A 角平均值代入式（3-7-5）计算 n。

表 3-7-2　测量三棱镜的最小偏向角

次数	望远镜对准谱线		望远镜对准平行光管		$\delta_{\min} = \dfrac{|\theta_1 - \theta_1'| + |\theta_2 - \theta_2'|}{2}$
	左游标 θ_1	右游标 θ_2	左游标 θ_1'	右游标 θ_2'	
1					
2					
3					

$\delta_{\min}$ 的平均值为＿＿＿＿＿＿＿。

折射率 $n =$ ＿＿＿＿＿＿＿。

【注意事项】

1. 所有光学仪器的光学表面均不能用手擦拭，应该用镜头纸轻擦，三棱镜、平面镜应妥善放置，以免损坏。

2. 分光计是较精密的光学仪器，不允许在止动螺钉锁紧时强行转动望远镜或游标盘等，也不要随意拧动狭缝。

3. 在读数前务必检查分光计的几个止动螺钉是否锁紧，以防读数过程中，望远镜或游标盘转动，这样取得的数据不可靠。

4. 在游标读数过程中，由于望远镜可能位于任何方位，故处理数据时，应注意望远镜转动过程中是否过了刻度零点。

5. 读数时，左、右游标不要弄混。

【思考题】

1. 分光计游标盘上为什么要设置两个游标？两个游标应如何利用？

2. 三棱镜对绿光、蓝光等的最小偏向角是否一样？

实验八　液体黏度的测量

一、落球法测量液体的黏度

【实验目的】

1. 观察液体的粘滞现象。

2. 利用落球法测量液体的黏度，加深对斯托克斯定律的理解。

【实验器材】

游标卡尺、千分尺、玻璃量筒、直尺、镊子、小球（钢质球）、待测液体（甘油）、温度计、秒表和磁铁等。

【预习提示】

1. 复习掌握斯托克斯定律。

2. 了解落球法测液体黏度的原理。

3. 了解实验步骤及实验中的注意事项。

【实验原理】

当物体在黏性液体中运动时，物体表面会附着一层液体，这一液层与邻近液层之间有内摩擦力，也称为黏滞力。如果物体是球形的，液体相对于球体作层流运动，由斯托克斯定律，球体受到的黏滞力为

$$F = 6\pi\eta rv \qquad\qquad (3\text{-}8\text{-}1)$$

式中，η 是液体的黏度；r 是球体的半径；v 是球体相对于液体的运动速度。

如图 3-8-1 所示，当小球在黏性液体中下落时受到三个力的作用，即重力 ρgV、浮力 σgV 以及黏滞力 F。其中 V 为小球体积，ρ 为小球密度，σ 为液体密度。在小球刚落入液体时，重力大于浮力和黏滞力之和，故小球向下作加速运动。随着小球运动速度的增加，黏滞力 F 逐渐增大，当运动速度增加到某一值 v 时三力平衡，此时小球所受的合力为零。此后小球就以该速度 v 匀速下

图 3-8-1　落球法装置

落。用方程式表示则为

$$\rho g V = \sigma g V + 6\pi\eta r v \tag{3-8-2}$$

$$\eta = \frac{\rho - \sigma}{6\pi v r} g V \tag{3-8-3}$$

把小球的体积 $V = \frac{4}{3}\pi r^3$ 代入式(3-8-3)得

$$\eta = \frac{2(\rho - \sigma)}{9v} \cdot g r^2 \tag{3-8-4}$$

上式成立的条件是小球在无限宽广的均匀液体中下落，但实验中小球是在内径为 D 的玻璃量筒中的液体里下落，筒的直径和液体深度都是有限的，故实验时作用在小球上的黏滞力将与斯托克斯公式给出的不同。但当量筒直径比小球直径大很多，液体高度远远大于小球直径时，其差异是微小的。为此在斯托克斯公式后面加一项修正值 $1/\left(1 + 2.4\dfrac{d}{D}\right)$，就可描述实际上小球所受的黏滞力：

$$\eta = \frac{2r^2}{9v\left(1 + 2.4\dfrac{d}{D}\right)} \cdot (\rho - \sigma)g \tag{3-8-5}$$

式中，D 为玻璃量筒内径；d 为小球直径。

【实验内容】

1. 用游标卡尺测量玻璃量筒内径 D，用直尺测出量筒上标号 A、B 两刻线间的距离 L。

2. 用千分尺测量小球直径。

3. 将玻璃量筒内盛满待测液体(甘油)，调节量筒，使其轴线垂直于水平桌面。

4. 用镊子夹起擦拭干净的小球，放于玻璃量筒内液面正中央处。(为使小球表面能完全被所测甘油浸润，避免下落时带有气泡，先将小球在甘油中浸一下)

5. 放开小球，用秒表记下小球匀速下落时分别经过 A、B 两刻线时的时刻 t 和 t'。

6. 更换小球，重复步骤 2、4、5。

7. 读出甘油温度(即室温)，查资料确定 ρ、σ。

8. 求出每个小球下落的速度 $v = L/\Delta t = L/(t' - t)$，进而计算相应的 η 值，写出测量结果。

【数据记录与处理】

1. 将测量的数据填入表 3-8-1 中，利用公式 $\eta = \dfrac{2r^2}{9v\left(1 + 2.4\dfrac{d}{D}\right)} \cdot (\rho - \sigma)g$ 计

算液体的黏度，并求出其平均值。

表 3-8-1　落球法测液体的黏度

L（小球运动距离）= _____ cm，D（量筒直径）= _____ mm

次数	1	2	3	4	5
$d_{小球}$					
t					
t'					
v					
η					

注：$\sigma = 1.26 \times 10^3 \, \mathrm{kg/m^3}$，$\rho = 7.8 \times 10^3 \, \mathrm{kg/m^3}$，$g = 9.8 \, \mathrm{m/s^2}$。

η 的平均值为_____。

2. 算出待测液体黏度的标准偏差 σ_η，将 $\bar{\eta}$ 的结果表示成标准式。

【注意事项】

1. 玻璃仪器易碎，用时小心。

2. 实验时，甘油中应无气泡。

3. A 点的选定应保证小球在通过 A 点之前已达到匀速运动。

4. 在计时过程中眼睛应保持在与小球水平的位置。

5. 实验完毕用磁铁慢慢将小球从量筒内吸出。

【思考题】

1. 为什么要强调小球沿量筒的轴线下落？

2. 斯托克斯公式的应用条件是什么？本实验是怎样满足这些条件的？又是如何进行修正的？

3. 落球法中如何判断小球通过标记时已进入匀速运动状态？

二、转筒黏度计测量液体黏度

【实验目的】

1. 了解黏滞现象的基本规律。

2. 掌握转筒黏度计测量液体黏度的方法。

【实验器材】

转筒黏度计、游标卡尺、秒表、米尺、钩码和待测液体（甘油）。

【预习提示】

1. 了解转筒式黏度计的结构及原理。

2. 掌握转筒法测量液体黏度的步骤及注意事项。

3. 转筒法测量液体黏度的实验中，如何校正主要的系统误差？

【实验原理】

转筒黏度计的构造如图 3-8-2 所示，在一铁板底座上固定一直立的外筒和一与外筒等高的滑轮，外筒内装一个可以绕其轴转动的内筒，内筒轴上固定一个小轮，轮外缘绕一细线，线的另一端跨过滑轮悬挂钩码，内筒轴两端由尖螺钉支撑，在上面支撑架上装有一个内筒止动销，被测液体注入内外筒之间。

图 3-8-2 转筒黏度计

在内筒转动时，由于液体的黏滞性，内筒侧面将受到一个黏滞力矩 M_1 的作用，当内筒匀速转动时，这一黏滞力矩应与钩码重力通过细线和滑轮对内筒固定小轮上所加转矩 M_2 平衡。如果钩码质量为 m，内筒固定小轮半径为 r，在不考虑绕线质量和各轴承摩擦力的情况下，有 $M_2 = mgr$。若液体施于内筒的黏滞力用 F 表示，则为

$$F = \eta S \frac{\mathrm{d}v}{\mathrm{d}x} \tag{3-8-6}$$

式中，S 为内筒的表面积；$\mathrm{d}v/\mathrm{d}x$ 为沿速度增加方向的速度梯度；η 为液体的黏度。

当内筒匀速转动时，若内筒单位时间转数为 n，内筒和外筒半径分别为 R_1 和 R_2。因固定的外筒内壁处流速为 0，则有

$$\frac{\mathrm{d}v}{\mathrm{d}x} = \frac{2\pi n R_1}{R_2 - R_1} \tag{3-8-7}$$

若内筒长度为 l，则内筒表面积 S 为

$$S = 2\pi R_1 l \tag{3-8-8}$$

内筒所受黏滞力矩

$$M_1 = F R_1 \tag{3-8-9}$$

综合上面四式，有

$$M_1 = \eta \cdot 2\pi R_1 l \cdot \frac{2\pi n R_1^2}{R_2 - R_1} = \eta \cdot \frac{4\pi^2 R_1^3 l n}{R_2 - R_1} \tag{3-8-10}$$

由于 $M_2 = M_1$，故有

$$mgr = \eta \cdot \frac{4\pi^2 R_1^3 l n}{R_2 - R_1} \tag{3-8-11}$$

因为内筒上、下端面均有液体接触，因此，式(3-8-11)应加一修正项 M'，为

$$mgr = \eta \cdot \frac{4\pi^2 R_1^3 l n}{R_2 - R_1} + M' \tag{3-8-12}$$

若用不同质量 m_1 和 m_2 的钩码，有

$$m_1 gr = \eta \cdot \frac{4\pi^2 R_1^3 l n_1}{R_2 - R_1} + M_1' \tag{3-8-13}$$

$$m_2 gr = \eta \cdot \frac{4\pi^2 R_1^3 l n_2}{R_2 - R_1} + M_2' \tag{3-8-14}$$

上两式相减，得

$$(m_2 - m_1) gr = \eta \cdot \frac{4\pi^2 R_1^3 l (n_2 - n_1)}{R_2 - R_1} + M_2' - M_1' \tag{3-8-15}$$

略去 $M_2' - M_1'$，得

$$\eta = \frac{(m_2 - m_1) gr (R_2 - R_1)}{4\pi^2 R_1^3 l (n_2 - n_1)} \tag{3-8-16}$$

式（3-8-16）中，R_1、R_2、r、l、n_1 和 n_2 均可测出（m_1 和 m_2 由实验室给出），故可通过该式求出待测液体的黏度 η。

【实验内容】

1. 用游标卡尺测量 R_1、R_2、r、l 各五次，取相应的平均值。

2. 将挂有钩码的细线经过滑轮均匀地绕在小轮上，按下止动销将内筒固定。

3. 在内、外筒之间注入被测液体，直至内筒上表面恰好全部浸没在液体中为止。

4. 释放内筒，让其在钩码 m_1 重力的作用下，开始转动，待内筒达到匀速转动时，测定内筒转动 N_1 圈用的时间 t_1，算出单位时间内筒转数 n_1，测量五次，取平均值。

5. 改换质量为 m_2 的钩码，重复步骤 4，算出 n_2。

【数据记录与处理】

1. 将用转筒法测得的数据填入表 3-8-2 中，利用公式 $\eta = \dfrac{(m_2 - m_1) gr (R_2 - R_1)}{4\pi^2 R_1^3 l (n_2 - n_1)}$ 计算液体的黏度并求出平均值。

表 3-8-2 用转筒法测量液体的黏度

$m_1 = $ _____ kg，$m_2 = $ _____ kg，$R_1 = $ _____ mm，

$R_2 = $ _____ mm，$r = $ _____ mm，$l = $ _____ mm

次 数	1	2	3	4	5
N_1/转					
t_1/s					
n_1/（转/s）					
N_2/转					
t_2/s					
n_2/（转/s）					
η					

η 的平均值为_____。

2. 求出待测液体的黏度的标准误差 $\sigma_{\bar{\eta}}$，将 η 的结果表示为标准式，并和方法一的结果比较。

【思考题】

1. 转筒法测量液体黏度的实验中，最主要的系统误差是什么？如何校正？

2. 如果不考虑修正项 M'，而由式 $\eta = \dfrac{mgr(R_2 - R_1)}{4\pi^2 R_1^3 ln}$ 计算 η 值，并与由式(3-8-16)计算出的 η 值比较，结果怎样？为什么说用式(3-8-16)计算出的 η 值，所得结果误差较小？

实验九　医学摄影

【实验目的】

1. 了解照相机的基本构造，正确使用照相机。

2. 掌握摄影过程，独立进行拍照。

3. 了解暗室设备的使用。

4. 掌握胶片的冲洗过程。

【实验器材】

照相机、三脚架、闪光灯、135 全色胶卷、显影液、定影液、电吹风机、镜头刷或镜头纸等。

【预习提示】

1. 了解相机的结构及原理。

2. 掌握照相机的使用方法，熟练使用照相机。

3. 了解暗室设备的使用及实验过程。

4. 了解本实验的注意事项。

【实验原理】

医学摄影已成为医学研究、疾病防治、医学教学工作中形象信息收集、存储、交流的重要手段，对提高医疗质量，促进医学研究，提高教学效率，开展医术交流，起到积极的作用。例如，显微摄影的细胞学诊断，眼底摄影的眼底疾病诊断，窥镜摄影对所查部位病变诊断，超声屏幕摄影对所查部位的诊断等表明，它们已成为医疗诊断的得力助手。而治疗前后体征的摄影则是评价疗效的天平，如整形外科的修复术，通过术前、术后照片的对照有效地评价治疗效果。

1. 照相机基本知识

照相机的种类繁多，但基本构造不外乎由镜头、光圈、快门、取景器、测光装置、调焦装置、卷片器、暗箱等组成，只要了解和熟悉了这几个部分的性能和作用，就能很方便地掌握各种不同类型相机的使用方法。本实验所使用的照相机如图 3-9-1 和图 3-9-2 所示。

（1）镜头 照相机的镜头就是照相物镜，是照相机最重要的组成部分。它的作用是使被摄物体成像在感光胶片上。为了消除像差和畸变，一般照相机的镜头由多片透镜组合而成。拍摄物体时，为了对被摄物聚焦，必须调节镜头的前后位置，使物距、像距、焦距三者满足成像关系，这样在胶片上才能形成清晰的像。表征镜头特征的一个参数是它的相对孔径，相对孔径是指镜面的直径 D 与透镜焦距 f 的比值，即 D/f，习惯以 $1:D/f$ 的形式写出。相对孔径大的镜头性能好。例如，一个相机的镜头的镜面直径为 25mm，焦距为 50mm，那么这个镜头的最大相对孔径就是 $1:2$，简称 2。如果镜头的镜面直径为 20mm，焦距为 70mm，那么它的相对孔径就是 $1:3.5$，简称 3.5。由于它的相对孔径是个倒数，所以 $1:2$ 的镜头比 $1:3.5$ 的镜头的相对孔径大。这样焦距数值的大小就决定了镜头的特性，据此又可将镜头分为定焦镜头和变焦镜头。定焦镜头指的是焦距不变的镜头；而变焦镜头的焦距不是固定的，可以连续变化，与定焦镜头相比，其最大特点是一个变焦镜头可起多个定焦镜头的作用，适用各种拍摄场合。而定焦镜头又可分为标准镜头、广角镜头、长焦镜头等。

1）标准镜头：标准镜头的主焦距因照相机所用胶片的尺寸不同而异，其原则是与画幅对角线的长度基本相等，常见的 135 相机（一种所使用胶片高度为 35mm 且胶片两边打孔的卷状感光胶片相机）标准镜头有焦距为 45mm、50mm、58mm 等几种，摄取视角范围在 45° 到 55° 之间。它所摄得的影像接近于人眼正常的视角范围，其透视关系接近于人眼所感觉到的透视关系，所以，能够逼真地再现被摄体的形象，看起来使人感到自然、舒畅。

2）广角镜头：这是指焦距小于画幅对角线长度的镜头，对 135 相机而言，焦距小于 40mm 的镜头均为广角镜头。其特点是，焦距短、视场角大、拍摄景物范围广。

图 3-9-1　照相机正面结构

1—计数窗　2—卷片扳手　3—快门释放按钮　4—快门速度刻度盘　5—胶片感光度调节环（仅对 DC828N 有效）　6—快门速度指示　7—X 触点　8—闪光灯插座　9—测光钮（DC828N 为验电钮）　10—倒片旋钮　11—多重曝光按钮　12—自拍扳手　13—镜头拆卸按钮　14—光圈调节环　15—景深预测按钮　16—闪光连线插孔　17—对焦环　18—景深环

图 3-9-2 照相机背面结构

19—倒片轴 20—暗盒室 21—取景框 22—快门帘幕 23—电池盒盖

24—三脚架螺孔 25—倒片按钮 26—输片齿轮 27—卷片芯 28—后盖

在环境狭窄无法增加距离的情况下，使用广角镜头可以扩大拍摄视野，在有限距离范围内拍摄出全景或大场面的照片。广角镜头还具有超比例地渲染近大、远小的特点，有夸张前景的作用。在摄影中可充分利用其所创造的特殊透视关系，来夸大景物的纵深感，突出所强调的主体部分。广角镜头的焦距较短，景深较长，拍出的照片远近都很清晰。因此，它比较适合于抓拍一些来不及从容对焦的活动，比较适宜拍摄大场面的新闻照片，还有在室内拍摄家庭生活照片，也是风光摄影中不可缺少的摄影镜头。

3）长焦镜头：是指焦距比画幅对角线长得多的镜头。长焦镜头拍摄具有视角小、景深短、透视效果差的特点。视角小，拍摄的景物空间范围也小，在相同的拍摄距离处，所拍摄的影像大小大于标准镜头所拍摄的；景深短，能使处于杂乱环境中的被摄主体得到突出，但给精确调焦带来了一定的困难，如果在拍摄时调焦稍微不精确，就会造成主体模糊，透视效果差。因此这种镜头具有明显地压缩空间纵深距离和夸大后景的特点，这种镜头适合于远距离拍摄风景、旅游摄影、人物肖像摄影；在看台拍摄舞台、体育比赛等照片；在动物园拍摄动物，在野外拍摄禽兽等。

（2）光圈 光圈是用来控制光线透过镜头，进入机身内感光面光量的装置，它通常在镜头内。光圈的大小用 $1:(f/D)$ 表示，D 是光圈的有效直径，f 是镜头的焦距，比值 $1:(f/D)$ 大，光圈就大。但在镜头上标出的是一系列的 f/D（称光圈指数）值，即 1.7、2.8、4、5.6、8、11、16、22 被刻在相机光圈调节环上。光圈指数越大，所对应的光圈孔径越小。拍摄时要使用多大光圈，只需将与之对应的光圈指数对准基准标记就行。光圈除了能控制进光量外，还可以控制景深及影响成像质量。

（3）快门 是控制胶卷曝光时间的装置，它与曝光速度控制盘配合使用。常见快门有中心快门及幕帘快门。中心快门由多片金属叶片组成，开启时叶片由中心向四周张开。幕帘快门由不透光的纺织物做成，装在底片前、镜头的焦平面附近。快门的开启时间由弹簧与机械装置来控制。快门速度是由刻在镜头或机身的速度盘上的数字来表示的，这些数字为 2000、1000、500、250、125、60、30、15、8、4、2、1，快门开启时间是这些数字的倒数（以秒为单位）。例如速度盘上标记指向为 125，则快门开启时间为（1/125）s，其余类推。照相机上各挡快门速度是不连续的，因此选用快门速度时，应注意不要使指示标记处在相邻两挡数字之间，这样会引起快门卡死。快门速度盘上还标有"B"字样，这是为长时间曝光用的。当快门处于"B"挡时，按下快门按钮则快门打开，手抬起则快门关闭，手按住快门按钮的时间即为曝光时间。如果拍照时需用闪光灯，则让快门处于曝光速度控制盘闪光同步点位置。

（4）调焦环　调焦环的作用是供拍摄者调整物距与像距，以保证景物在胶片上成像清晰。拍照前转动此环，调节镜头的位置，用以使物、像满足成像公式，完成这一过程的操作称为调焦。调焦指示有多种不同的形式，如磨砂玻璃式、重影式、截影式、环带棱镜式、距离刻度式，以上的调焦方式均为手动调焦，除此之外还有自动调焦。调焦范围为 $0.45\text{m} \sim \infty$，是指镜头或像平面与被摄物平面之间的距离。镜头上刻有白色的带有 ∞、m 的一排数字表示调焦距离是以米为单位的，刻有红色的带有 ft 字母的一排数字表示调焦距离是以英尺为单位的。

（5）卷片扳手与计数窗　卷片装置是相机传送感光胶片的机构，每拍照完一次后，卷片一次，把卷片扳手转 180°即可（有的相机转 135°），此时才能按下快门，如不能按下，说明卷片扳手没有扳到位，应再扳动一次，感觉阻力增大即可。每卷一次片，读数窗上的数值就增加 1（数值为 1 ~ 36）。

（6）取景器　取景器是观察被摄景物范围的装置。常用取景器大多是由一凹透镜和凸透镜组成的一个倒置的望远镜，装在镜头的上方或边上，偏离镜头轴线。取景时，眼睛紧贴取景框（目镜），从取景器中看到的影像与镜头得到的影像是一样的，它能使照相机正确定向，摄取选定的景物。取景器的指示方式有三种不同形式。

1）光学直看式取景器：这种取景器从相机取景框中看出时，能见到由四条直角拐线组成的长方形，这个长方形内的景物就是基本的取景范围。

2）磨砂玻璃式取景器：对于这类取景器，通常在磨砂玻璃上所见到的就是基本的取景范围。135 单镜头反光式相机均为这种取景器。

3）框形直看式取景器：这种取景器是前后有一定间隔的一大一小的两只方形的空心框，取景时眼睛紧贴着小框正视大框观察景物，从框中所看到的景物就是基本的取景范围。

（7）景深　景深不是相机的一个部件，而是一个专业术语。在聚焦完成后，在焦点前后的一定范围内都能形成清晰的像，清晰的范围叫做景深。景深与镜头使用光圈、镜头焦距、拍摄距离有关。这些主要因素对景深的影响如下：

1）镜头光圈越大，景深越小；光圈越小，景深越大；

2）镜头焦距越长，景深越小；焦距越短，景深越大；

3）拍摄距离越远，景深越大；距离越近，景深越小。

（8）曝光　曝光是在摄影时使被摄体反射出来的光线有控制地进入镜头，经过聚焦后照射到感光片上，使感光片发生化学反应，从而产生一个潜在的影像。曝光是对感光片而言，相机里没有感光片，就谈不上曝光。胶片感光度的高低，决定曝光的多少，而控制曝光的装置是相机镜头上的光圈和快门。由此可见，影响曝光的基本因素有四个：一是光线的强弱；二是胶卷的感光度；三是光圈的大小；四是快门的速度。要正确掌握曝光，就要根据光线的强弱、胶卷的感光度来恰当地调整光圈和快门速度。

曝光正确标准是曝光后经显影、定影处理的底片，影像的影调好、质感强、色彩饱和，最亮的强光部分和最暗的阴影部分均能细致地表现影纹层次，这称为技术上的曝光正确。

（9）自拍扳手和自拍起动钮（自拍用）　将自拍扳手旋动最大角度，推动自拍起动钮，延时 10s 左右自动拍照（若不需 10s 长的时间，可将自拍扳手角度旋得小些）。

（10）闪光灯　闪光灯也是加强曝光量的方式之一，尤其在光线较昏暗的地方，开启闪光灯可以保证拍摄画面清晰明亮。在户外拍摄时，闪光灯还可用作辅助光源，用以强调皮肤的色调。闪光灯插在附件插座上，可与快门同步闪光，将闪光灯开关拨向"ON"接通电路进行充电，充电时间约 5s。不用时须将开关拨向"OFF"。

2. 相机的使用过程

普通相机在拍摄中一般按照安装胶卷→测定光圈→曝光时间→取景调焦→按快门按钮曝光这样的顺序操作。

（1）安装胶卷　安装胶卷时应选择室内或阴暗处，打开照相机后盖，将暗盒放入胶卷匣内并固定好，拉出胶片片头插在卷片轴上，扳动卷片柄过一张底片，使胶片齿孔与齿轮吻合，盖上后盖。按下快门后再过一张底片，然后再一次释放快门，待用。为了防止胶卷从卷片轴上脱落，此时再轻轻地顺时针方向转动倒片旋钮，你会逐渐感受到适度的拉力；如果转动非常流畅而没有任何阻力，那就说明胶片已从卷片轴上脱落，应该重装。过卷时应确保看到胶卷倒卷柄的转动，这也是检查胶片是否脱落的重要一环。

（2）测光并确定光圈指数、快门速度　为使胶卷获得合适的曝光量，一般是根据景深的要求先定光圈指数，然后根据景物的亮度、胶卷的感光度以及光圈指数再定快门速度，或根据相机的内测光装置确定。

（3）取景调焦　通过取景器对拍摄景物作适当安排与取舍。取景要根据拍摄意图、景物特点选择拍摄角度安排构图，要注意人和物的相互关系，合理利用光线。在此基础上以主体物作调焦对象转动调焦环调焦，以获得清晰的成像。摄制幻灯片的调焦要仔细、准确，否则难以保证主体物在幻灯放映时清晰。

（4）按快门按钮拍摄　按快门按钮是为了开启快门，使装在相机中的胶片曝光，从而完成拍摄。对 135 相机此步的操作要领是：

1）通过夹紧双臂，右眼眉骨紧贴相机取景框来持稳相机。

2）眼睛要从取景框中注视景物的情况，尤其是人物的动作表情，抓住最美好的时机按下快门按钮。

3）轻按快门按钮，按快门的瞬间要屏住呼吸，养成按下快门后仍保持一会儿原来姿势的习惯。

4）当快门速度慢于 15 时，最好将相机固定在三角架上。

5）要使快门开启，必须首先上紧快门弦。不少相机卷片扳手与快门弦是共用的，卷片的同时快门弦亦上紧，快门弦未上紧则快门按钮按不下去。

（5）卷片　调好光圈和快门后可以卷片（过卷），卷片后快门也同时上紧。卷片要卷足到位。如长时间不需要拍照就不要卷片（上紧快门），以免快门的拉簧疲劳，影响快门速度的准确性。

（6）卸胶卷　整卷胶卷拍摄完毕后，将胶卷从相机中取出。135 相机卸胶卷的方法如下。

1）将相机右下部的倒片按钮按下。

2）将倒片扳手翻开，按顺时针方向连续慢速转动，待听到轻微的"喀嗒"声时，立即停止转动，以免胶卷片头进入暗盒，光线从暗盒缝中射入暗盒。

3）再卷片一次，看倒片扳手是否转动，如转动，必须再倒片，如不转动，则打开后盖取出胶卷。如拍摄后胶卷全部从暗盒中拉出则必须在全暗室或使用暗房袋从相机内取出胶卷。

【实验内容】

1. 拍照

拍摄过程按照以下几个步骤进行：

（1）在教师指导下练习使用相机，熟悉照相机的构造、各部件作用以及使用方法，并进行调节快门、光圈等练习。

（2）领取胶卷，按照要求将胶卷装入相机，并注意检查胶卷是否脱落。

（3）根据拍摄地点的实际情况（比如周围光线、气候、温度、衬景等）选择光圈和快门速度，进行拍摄。选择快门速度要与光圈大小相配合，调节对焦环使成像清晰，即可进行拍摄。在拍摄标本时在标本旁放一把长度标尺。

（4）将每张照片拍摄时的情况按照表 3-9-1 作好记录。

2. 冲洗胶片

整个过程要在暗室内进行，因此要熟悉暗室的布局，各种电源开关的位置，各种器具、药品摆放的位置（为了方便起见，药品摆放从左到右依次为显影液、水、定影液），了解安全使用暗室的规程，充分做好准备工作。

表 3-9-1 拍摄记录

编号	时间	景物	距离	光圈大小	气候条件	快门速度	结果分析
1							
2							
3							

（1）水中浸润：在全暗室中从相机内取出胶卷（通常由教师完成），放入水中浸润 2min 左右，使胶卷各部分均匀浸湿，排除附在胶片上的气泡，以防止胶片在显影过程中由于气泡的附着而产生斑块。

（2）显影：显影的原理是用显影液（即还原剂），把已经感光形成潜像的卤化银还原成金属银颗粒（黑色），没有感光的卤化银不会被还原，显影过程中还原出的银颗粒的多少与曝光量有关，从而在底片上形成有一定明暗反差的影像。其反应式为

卤化银（已感光）+ 显影液（还原剂）→银颗粒（黑色）+ 卤化氢（氢卤酸）

水中润湿完毕后，将胶卷浸入显影液中，用手反复倒片，使胶卷均匀显影。一般显影的理想温度为 18～20℃，显影时间为 5～14min（由教师计时），温度高，显影时间就短些，温度低，显影时间就长些，根据实验环境记下实际显影温度与时间。

（3）停显：停显是指将显影后的胶卷放入停显液中，胶卷上的显影液（呈碱性）因遇到停显液（呈酸性）而被中和，立即停止显影的过程，同时也可以防止胶卷上残留的显影液污染定影液。量取质量浓度为 28% 的醋酸 48ml，用水将其稀释为 1000ml 便制成了停显液，停显时间为 30s 左右，并不断搅动。对于黑白胶片来说定影液一般都采用酸性，因此可以用清水代替停显液，但要求这种水洗停显的时间控制在 30s 内，并不断搅动，使胶片停止显影反应。

（4）定影：显影与停显结束后，乳剂中只有一部分卤化银被还原成黑色金属银，另一部分没有被还原的卤化银仍然以乳白色状态存在于胶卷上。定影的作用就是溶去这些没有被还原的卤化银，把已还原的影像加以固定，使显影后所呈现的影像在光照下不再发生变化。

将停显后的胶卷放入定影液中定影，并用手反复倒片，以使胶片定影均匀、充分。定影的温度并无严格要求。定影时间与温度、搅动次数、乳剂曝光的多少成反比；相反，与定影液的消耗、乳剂厚度成正比，时间一般为 10～15min 之间。根据实际情况，记录下实际的定影温度与时间。

（5）水洗与烘干：胶卷定影后，虽然图像已经固定，但还要放在清水中冲洗10min 左右，主要目的是洗去胶卷上残留的定影液和可溶性银盐，使胶片上仅留下黑色金属银影像。如果水洗不彻底，胶卷上残留的硫代硫酸钠会与金属银发生反应，生成黄棕色的硫化银，这会使影像发黄，特别是高光部位。水洗的温度应控制在 10～25℃，低于 10℃无法清洗彻底，高于 25℃易使乳剂膜过分软化而受损。记录下实际水洗的温度与时间。

清洗彻底后将胶片放入烘干箱内（温度不宜过高）烘干（或用电吹风机吹干）即成负片（也叫底片）。将冲洗底片的详细情况填入表 3-9-2 中。

表 3-9-2 冲洗记录

编号	显影温度	显影时间	定影温度	定影时间	水洗温度	水洗时间	结果分析
1							
2							
3							

【注意事项】

1. 实验中当相机镜头有污迹和灰尘时不得用手直接擦拭，应用镜头纸、镜头刷等工具轻轻擦除，旋转相机上各部件或者旋钮时，动作要轻，并要防止相机碰撞、受压和剧烈震动。

2. 对景物调焦后，不能再改变相机的位置，拍摄时相机不要抖动。

3. 使用机械快门相机时，应先调好快门速度然后再上快门弦，否则易损坏快门。

4. 冲洗胶片过程应在暗室中严格按实验步骤进行，切忌开灯跑光。

5. 显影是冲洗胶卷的关键步骤，要注意定温、定时，勤搅动。

6. 冲洗出来的底片未干透时，注意防尘、防指印、防擦伤。

7. 显影液与定影液对环境有污染并且有腐蚀性，实验中防止将药液溅到工作台上、衣服上，用完后必须倒回原瓶中，不能将两者混合在一起。

【思考题】

1. 光圈与快门是怎样影响曝光量的？

2. 显影液是什么性质的液体？定影液是什么性质的液体？为什么不能混用？

3. 冲洗胶片时，为什么要在水中浸润胶片？

4. 叙述相机的构造，并说明每一个主要部分的作用。

实验十 暗 室 技 术

【实验目的】

1. 了解暗室设备的使用及注意事项。

2. 掌握印相、放大照片及洗相的原理及操作技术。

【实验器材】

印相箱、放大机、暗房灯、定时器、上光机、D-72 显影液、酸性定影液、洗相盘、竹镊子、印相纸、放大相纸。

【预习提示】

1. 了解印相箱和放大机的结构及各部分的功能。

2. 了解暗房灯、定时器、药液等的使用。

3. 了解实验的操作步骤及实验的注意事项。

【实验原理】

1. 印相

黑白胶卷经过摄影曝光和冲洗，成为一张与实物黑白影调完全相反的负片，通过印相可获得一张与实物影调相符的照片。印相过程要经过曝光、显影、停显、定影、水洗、上光等步骤。

2. 放大

由集光室发出的光线照射到负片上，由于负片影像密度在各个部位上大小不等，所以密度大的地方透过的光线弱些，密度小的部位透过的光线就强一些。经过放大镜头成像在放大机的放大板上。调节镜头的高低，可以相应地改变物距和像距，即可得到不同放大倍数的照片。

3. 设备及器材介绍

（1）印相箱　图 3-10-1 为印相箱（晒箱）的结构示意图，是由安全灯 T_r（红色）、曝光灯（白炽灯）T_w、毛玻璃、盖板、曝光按钮等构成的。

（2）放大机　如图 3-10-2 所示，为小型放大机的实物图及结构图。尽管放大机的种类非常多，形状、性能、大小等各有不同，但基本由以下几部分构成。

1）照明系统：在放大机的上部，由光源、反光罩、聚光镜等组成，主要用来照明底片，光源一般选用乳白灯泡，也可以用磨砂灯泡或高效的卤钨灯。

2）底片夹：一般是木框或者金属框，底片放在框上。也有的框中间放两层透明的玻璃，底片夹在玻璃中间。

图 3-10-1　印相箱结构图

3）暗箱：通常采用可伸缩的皮腔或金属筒，放大镜头与聚光镜通过暗箱来连接，可以自由伸缩，有利于放大灯光。

4）放大镜头：是放大机最主要的部件，对它的要求与摄影镜头一样，要求

图 3-10-2　放大机的实物图及结构图

1—调节钮　2—支架　3—灯室　4—光室　5—底片夹　6—胶卷托盘　7—升降旋钮
8—固定旋钮　9—镜头板　10—调焦旋钮　11—滤色片　12—机座紧固螺钉
13—旋转台　14—灯室插头　15—底座　16—压纸板　17—开关

像差校正良好，获得清晰影像，但摄影镜头是将远距离被摄体的影像清晰地表现出来，而放大镜头则是把近距离底片的影像清晰地放大出来。放大镜头的焦距应该与底片的尺寸配合，其焦距应和底片对角线长度大致相同，即底片尺寸大时，要用长焦放大镜头，底片小时则应换用短焦放大镜头。

5）升降旋钮：用于调节放大板上成像的大小。

6）调焦旋钮：调节它可以使放大板上成像清晰。

7）压纸板：是用来压放大纸的，并用活动相框来调节相幅的大小。

8）支架：是支持放大机机身的，并可上下移动，来调节物和像的比例，调好后将机身固定在所需要的高度。

9）底座：是搁放压纸板用的，底座上装有固定支架用的立柱。

（3）暗房灯　有红、黄、绿三色光源，洗相时用红色光源，冲洗底片时可用极暗的绿色光源，黄色光源洗彩色片时使用。

（4）定时器　冲洗后的一卷底片如果曝光度都一样（薄厚一样），印、放相时使用定时器能准确地控制曝光量，洗出色调一致的照片且方便快捷。

（5）上光机　将水洗完的照片烘干、上光。

（6）相纸　分印相纸、放大相纸和印放两用相纸三种。印相纸药膜中只含有氯化银颗粒，感光速度较慢。放大相纸药膜只含有溴化银粒子，感光速度较快。印放两用相纸药膜中含有氯化银、溴化银两种颗粒，感光速度随两种药品的比例不同而不同。

（7）洗相药　由实验室人员在实验前配好。

【实验内容】

1. 印相。

（1）曝光：接通印相箱电源，红灯亮。将底片药膜面向上平放在印相箱玻璃板上，底片上放决定照片面幅大小的黑纸框，然后将印相纸药面向下放在黑纸框上，压紧盖板，按曝光按钮，白灯亮，使印相纸曝光。曝光时间依底片的厚薄、印相纸的感光速度及灯泡的明亮程度而定。

（2）显影：将曝光后的相纸放入水中浸湿，然后药面向上放入显影液中用竹镊子不断翻动。用 D-72 显影液，在 18～20℃ 温度下，显影 1～4min，待影像在红灯下观看灰度合适为止。

（3）定影与水洗：把显影后的印相纸放在清水中稍微冲洗后放入定影液中，在室温下，定影时间 10min 以上，即成照片。

以上过程均在暗室中红灯下进行。定影完毕，把照片放于水中漂洗 20～30min，将存留在相纸上的定影液冲洗干净，否则，照片日久易变黄。

（4）上光（或晾干）：把定影后的照片用清水洗净，将其相面朝下放在上光机的上光板上，盖上布盖。接通电源后，用橡胶滚筒来回滚动多次，推压出水分，使其上光均匀，烘干后的照片会自动地从上光板上脱落，不准在烘干前用手扯拉照片，否则会撕掉照片的药面。选三张照片贴在实验报告上，对其进行综合分析。

图 3-10-3　底片夹实物图
1—上下镜片　2—扳手　3—照片压板
4—照片压板旋钮　5—边框尺旋钮

2. 放大。照片放大的基本过程与印相相同，只是曝光过程有所不同。

在教师指导下，把定时器与放大机正确连接上，在曝光前，将一曝光正常的底片药膜面向下，放于底片夹内，如图 3-10-3 所示，在压纸板上确定放大尺寸后，放一张和放大纸同厚的纸片，再把定时器上的调焦、定时开关钮拨到调焦挡，上下移动放大机支架或伸缩皮腔进行调焦（调焦时可先将光圈开到最大，以便容易观察成像是否清晰），直至在纸上成清晰的像，用红色滤光片遮挡放大机放大镜头光线，重新调节放大机放大镜头光圈（光圈降两级至"8"挡），撤掉纸片，放上测试条(窄条相纸)，定时器一般调至1s，测试条阶梯曝光，然后显影，根据测试条显示的影像确定曝光时间。定时器调好曝光时间，放上相纸，然后再把调焦、定时开关钮拨到定时挡，开始对相纸曝光。接着依次显影→水洗→定影→水洗→烘干上光(过程与印相相同)。

3. 每人洗三张以上照片，将其结果填入表3-10-1中。

表 3-10-1　结果记录

光圈	曝光时间 /s	显影温度 /℃	显影时间 /min	定影时间 /min	对比效果(曝光过度、不足、正常)
1					
2					
3					

【注意事项】

1. 选定好放大机的光圈后，在定时器上选用最佳的曝光时间。

2. 照片的效果受诸多因素的影响，所以在正式印、放相前，应采取曝光灰度梯度像条的实验方法来确定曝光时间。

【思考题】

1. 洗好一张照片的关键是什么?

2. 放大照片时，如果相纸药面向下，曝光后会洗出正常的相片吗? 为什么?

实验十一　　光波波长的测定

【实验目的】

1. 了解光栅的相关知识。

2. 进一步掌握分光计的调节方法。

3. 掌握用分光计和光栅测光波波长的方法。

【实验器材】

分光计、衍射光栅、汞灯、平面镜、照明灯。

【预习提示】

1. 了解光栅的特点及使用时的注意事项。

2. 了解光栅放置和调节方法。

3. 熟悉用光栅测光波波长的方法。

【实验原理】

如图 3-11-1 所示，当平行光垂直照射到光栅平面上时，光栅上的每一条狭缝都将在屏幕上的同一位置上产生单缝衍射的图样，同时各条狭缝的衍射光又将在屏幕上相干叠加，因此在屏幕上呈现的光栅衍射图样是单缝衍射和多缝干涉的总效果。

当单色平行光垂直入射到光栅平面时，凡衍射角符合条件

$$d\sin\varphi = \pm k\lambda, \quad k = 0, 1, 2, 3, \cdots \tag{3-11-1}$$

图 3-11-1　光栅衍射

的光波将加强而产生明条纹。式中，d 为光栅常数；φ 为衍射角；k 表示明条纹的级数。当 k 取不同值时，形成各级明条纹。如果用复色光垂直入射，当 $k = 0$ 时，不同波长的零级明条纹重叠在同一位置，因此零级明纹仍为复色光，称为中央零级明条纹。当 $k = 1, 2, \cdots$ 时，不同波长的同一级明纹的衍射角不同，并按波长从短到长的次序自中央向外侧依次分开排列。这样的谱线称为光栅光谱。由式（3-11-1）可知，利用光栅衍射所形成的明暗条纹的规律，可测出光栅常数或光波波长。

本实验中，用汞灯照亮分光计平行光管的狭缝，汞灯光束通过平行光管后变为平行光，然后垂直照射到光栅上而产生衍射，通过望远镜可观察到汞灯的光栅光谱。图 3-11-2 所示的光谱为 $k = 1$ 时汞灯的光栅光谱。

图 3-11-2　汞灯的光栅光谱

实验中，如果先将望远镜旋转至零级谱线位置，然后固定住，记下左右两个游标的读数 θ_0、θ_0'，再转动望远镜至左一级谱线位置固定住，记下左右游标的读数 θ_1、θ_1'，继续转动望远镜至右一级谱线位置固定住，记下左右游标读数 θ_2、

θ_2'，则按下式即可计算出衍射角 φ 的大小：

$$\varphi_{左} = \frac{1}{2}\left[(\theta_1 - \theta_0) + (\theta_1' - \theta_0')\right] \qquad (3\text{-}11\text{-}2)$$

$$\varphi_{右} = \frac{1}{2}\left[(\theta_2 - \theta_0) + (\theta_2' - \theta_0')\right] \qquad (3\text{-}11\text{-}3)$$

$$\varphi = \frac{1}{2}(\varphi_{左} + \varphi_{右}) \qquad (3\text{-}11\text{-}4)$$

【实验内容】

1. 基本调节

（1）按照分光计的调节实验中的相关方法和要求对分光计进行调节，使其处于正常使用状态。

（2）打开汞灯将其对准平行光管的狭缝，转动狭缝装置，同时在望远镜的目镜中观察，使狭缝像与望远镜中十字刻线的竖线重合，然后固定望远镜不动。

（3）将衍射光栅放在载物台上，放置方法为光栅平面垂直平分载物台下两螺钉 A、B 的连线，光栅的中心约在平行光管和望远镜的连线上。以光栅平面为反射面，使由光栅反射回来的绿色"十"字像与望远镜的十字刻线无视差重合，此时光栅平面即与望远镜的光轴以及平行光管的光轴垂直，在这个过程中要特别注意望远镜和平行光管都已调整完毕不能再动，所以只能调节载物台下的 A 或者 B 两个螺钉，此时零级明条纹的像也与十字刻线的竖线重合，然后固定载物台。

（4）转动望远镜，观察汞灯的光栅光谱的情况，如果中央零级明纹两侧衍射条纹高低不同，则说明光栅上的刻线与分光计转轴不平行。此时，望远镜、平行光管以及载物台下的螺钉 A 和 B 都已调整好，不能再动，因此只能调节载物台下的螺钉 C，直至零级明纹两侧的衍射条纹高低基本一致，此时即可进行测量。

由以上步骤可知，本实验只要测出光栅常数和双黄线的衍射角，代入公式（3-11-1）即可计算出双黄线的波长。

2. 光栅常数的测量

要想测出 $k=1$ 的情况下双黄线的波长，必须先测出光栅常数 d。本实验给出绿光的波长 $\lambda = 546.07 \text{mm}$，由公式（3-11-1）可知，$k=1$，$\lambda_{绿光} = 546.07 \text{nm}$，只要实验中测出绿光的衍射角 φ，就可计算出光栅常数 d 的大小。

（1）转动望远镜至中央零级明纹位置，使零级明纹与望远镜中十字刻线的竖线重合，然后固定望远镜，分别记下左右两个游标的读数 θ_0、θ_0'。注意，左侧游标的读数用 θ_0 表示，右侧游标的读数用 θ_0' 表示。

（2）向左侧转动望远镜，找到左侧的绿色谱线后，使其与望远镜中十字刻线的竖直刻线重合，固定望远镜，记下左右两个游标的读数 θ_1、θ_1'。注意，左侧游标的读数用 θ_1 表示，右侧游标的读数用 θ_1' 表示。

（3）再将望远镜转动至右侧，找到右侧绿色谱线，使绿色谱线与望远镜中十字刻线的竖直刻线重合，固定望远镜，记下左右两个游标的读数 θ_2、θ_2'。同样注意，左侧游标的读数用 θ_2 表示，右侧游标的读数用 θ_2' 表示。重复上述步骤 3 次，将结果填入表 3-11-1 中。

由公式(3-11-4)可计算出绿光的衍射角 φ，将 $k=1$，$\lambda_{绿光}=546.07$nm 及绿光的衍射角 φ 的值代入公式(3-11-1)中，即可计算出光栅常数 d 的大小。d 已测出，由公式(3-11-1)可知，如果 $k=1$，要想测双黄线的波长，只要测出双黄线的衍射角即可。

3. 双黄线衍射角的测量

由图 3-11-2 可知，在绿色谱线的外侧有两条黄色谱线，称为双黄线，它们相互平行且间距很小，我们把距离中央零级明纹较近的那条黄线称为第一黄线，稍远一点的那条黄线称为第二黄线。实验中要求分别测出第一黄线、第二黄线的衍射角，测量方法与绿色谱线衍射角的测量方法相同。将测量的数据分别填入表 3-11-2 和表 3-11-3 中。

由公式(3-11-4)分别算出双黄线的衍射角 φ_1、φ_2，至此双黄线的波长即可测出。

【数据记录与处理】

1. 光栅常数的测量

将光栅常数测定部分所测得的数据填入表 3-11-1 中。

表 3-11-1　光栅常数的测量

次数	θ_0	θ_0'	θ_1	θ_1'	θ_2	θ_2'	φ	d
1								
2								
3								

2. 双黄线波长的测量

将测量第一黄线和第二黄线所得数据分别填入表 3-11-2 和表 3-11-3 中。

表 3-11-2　第一黄线衍射角的测量

次数	θ_0	θ_0'	θ_1	θ_1'	θ_2	θ_2'	φ_1	λ_1
1								
2								
3								

表 3-11-3　第二黄线衍射角的测量

次数	θ_0	θ_0'	θ_1	θ_1'	θ_2	θ_2'	φ_2	λ_2
1								
2								
3								

【注意事项】

1. 实验中严禁用手或其他物体碰触光学元件的表面；取放光学元件要小心，只允许接触基座或非光学表面。

2. 光栅易碎，实验中要轻拿轻放，不用时放在实验台的中央。

3. 测量过程中，不要碰动光栅，否则将破坏入射光与光栅面的垂直。

4. 从光栅平面反射回来的绿十字像亮度较弱，应细心观察。

5. 尽量减少汞灯的开关次数。

6. 测量中应正确使用望远镜微调螺钉，以便提高工作效率和测量准确度。使用微调螺钉时，应保证相应的止动螺钉处在松弛状态。

【思考题】

1. 在分光计的调节过程中，是怎样保证衍射角 ϕ 所在的平面与中心转轴垂直的？如果不这样，将会对测量结果有何影响？说明原因。

2. 如果光栅平面和转轴平行，但刻痕和转轴不平行，那么整个光谱将有什么异常？对测量结果有无影响？

3. 如果光栅位置不正确，对测量结果有什么影响？如果平行光管的狭缝过宽，对实验有什么影响？

4. 试比较用光栅分光和用三棱镜分光得出的光谱各自的特点。

实验十二　显微摄影

【实验目的】

1. 了解摄影显微镜的基本结构。

2. 掌握显微摄影的基本原理及方法。

3. 进一步掌握洗、印相的过程。

【实验器材】

摄影生物显微镜、显微摄影装置、标本、三色灯、塑料盘、竹夹、显影液、定影液、感光纸、胶片、电吹风机、印相箱上光机等。

【预习提示】

1. 了解摄影生物显微镜的结构原理。

2. 掌握显微摄影操作方法，掌握洗相技术。

【实验原理】

显微摄影技术在医药领域具有非常重要的作用。如在显微镜下观察微小的物体，往往有一些现象是随机和暂时的，通过照相可以使暂时现象得以永久地记录，以供日后分析研究或作为资料保存。这一技术使肉眼看不见的现象变成肉眼可以看到的固定图像，因而对于医药类专业的学生，掌握这一技术是非常必要的。

　　摄影生物显微镜是用显微摄影仪的记录手段，记录下经显微系统的物镜和摄影目镜所成的放大物体影像。摄影生物显微镜的结构如图 3-12-1 所示。

图 3-12-1　摄影生物显微镜结构图

　　成像系统由照相机、取景器和物镜组成。物镜将标本作第一次放大，然后由取景器将第一次放大的像作第二次放大，成像于胶片上。

　　照明系统由聚光器、视场光阑、集光镜和钨卤素灯等组成。光线由钨卤素灯发出，经集光镜成平行光，然后聚光镜将外来光线会聚在标本上。视场光可改变光阑孔径，适当调节照明亮度，以便使用不同数值孔径的物镜观察时获得清晰的物像，也可以适当改变灯泡的亮度，以适应观察需要。

　　根据几何光学原理，组成光学系统的透镜、面镜和棱镜等光学元件，都有一定的孔径，它们必然限制用以成像的光束的截面。所有这些光学元件的边框和特加的有一定形状开孔的屏统称为光阑，它们在光学系统中起拦光作用。一个实际光学系统可能有许多光阑，比如孔径光阑、视场光阑、渐晕光阑和消杂光光阑等。这些光阑中必有一个决定成像光束的截面或立体角，这种光阑称为孔径光阑。在同一空间中，将所有的光孔成像到第一个光孔的物空间，对轴上物点张角最小的那个光孔"像"所共轭的光孔就是孔径光阑，这个光孔"像"叫入射光瞳，这个张角叫物方孔径角。也可以把所有的光孔成像到最后一个光孔的像空间，对轴上像点张角最小的那个光孔"像"所共轭的光孔就是孔径光阑，这个光孔"像"叫出射光瞳，这个张角叫像方孔径角。

　　显微镜是由物镜和目镜组成的光学系统，物镜是该系统的孔径光阑。由于物镜前面无光学元件，所以物镜又兼作入射光瞳。物镜通过在它后面的目镜在像空间所成的像，就是该系统的出射光瞳。图 3-12-2 中的物镜 MN 是显微镜系统的孔径光阑兼入射光瞳，而 MN 通过目镜的像 $M'N'$ 就是该系统的出射光瞳。显微镜的摄影像就是标本 AB 的放大虚像 $A''B''$ 通过出射光瞳所成的小孔像。所谓小孔就是显微镜的出射光瞳。因此，根据小孔成像原理，在出射光瞳以外很大范围内可以得到清楚的摄影像，此像是无聚焦像。

图 3-12-2　显微摄影成像系统

　　显微摄影是把显微摄影仪（显微摄影装置）装在摄影生物显微镜目镜上，把从显微镜观察到的影像记录在胶片上。

　　常用的底片或相纸是在片基上均匀涂上一薄层卤化银颗粒乳胶而制成的。在光照作用下，卤化银颗粒还原出少量金属银而形成潜像。经显影后潜像就成为黑色的图像。底片上某点的黑度 D 与该点吸收的光能有关，也与显影处理有关。当显影条件相同时，黑度仅取决于吸收的光能。底片吸收的光能用露光度 H 表示，它与照度 E 和曝光时间 t 有关，即 $H \propto Et$，底片黑度 D 和露光度 H 的对数 $\lg H$ 之间的关系如图 3-12-3 所示，称为乳胶感光特性曲线。这条曲线可分成三个阶段：

图 3-12-3　乳胶感光特性曲线

　　第一阶段：$0 \sim \lg H_1$ 段，表示在 $H < H_1$ 时 D 几乎不变，这种情况下虽然露

光，但因光太弱或曝光时间太短，D 没有太大的变化；

第二阶段：$\lg H_1 \sim \lg H_2$ 段，即 $H_1 < H < H_2$，在这个范围内，图像接近于一条直线，可以看作 D 正比于 $\lg H$，恰好能适应人眼对不同亮度的视觉特性，因此这个阶段是正常区域；

第三阶段：大于 $\lg H_2$ 段，即 $H > H_2$，在这个范围内 D 也几乎不变，这是露光太大，底片全变黑的缘故。

由上面的分析可知，在拍摄或印相时，露光度 H 要选择在正常露光区域 $\lg H_1 \sim \lg H_2$ 段。bc 段的斜率 r 称为反差系数。反差系数的大小表示底片在不同露光度时黑白对比和层次分明的程度。r、H_1 和 H_2 的数值取决于乳胶的性质、所用显影剂的类型、曝光时间和显影时间。

显影后的底片再经过定影液作用时，把未经曝光的卤化银溶解在定影液中而离开胶片，使该处变为透明，因此可获得与实物黑白相反的影像，所以又叫负片，这就是冲洗过程。如果将底片和相纸放在印相箱上再次曝光，经过与上述同样的显影和定影之后，就可以在相纸上得到与实物黑白一致的影像。

【实验内容】

1. 拍照

（1）调节光源。打开电源开关，调节聚光器上下位置，并适当开启视场光阑的大小，以获得最佳照明。

（2）将标本移到工作台中央，转动同轴粗微调旋钮，先将工作台上升到最高，边用眼睛在取景器中寻找标本的像，边下降工作台，这时必须注意工作台只许往下调，不许往上调，直到能在取景器目镜中见到标本的像，再轻轻调节直到标本的像清晰为止。此步操作必须细致认真，严防不慎损坏镜头或标本。

（3）拍照：按照标本的薄厚、拍摄的环境、视野的明暗程度和像的反差程度选择好合适的曝光时间，用不同的曝光时间拍摄三次，并记下每次相应的曝光时间。

（4）拍照完毕，转动同轴粗微调旋钮将工作台向下移动到底，再将视场的亮度调至最小，然后关上电源开关，用罩子罩好显微镜。

2. 冲洗底片

底片冲洗的整个过程都要在暗室中进行，步骤如下。

（1）显影：显影是使底片通过显影溶液的化学作用，以潜像上已析出的银为显影中心，将附近卤化银颗粒中的银还原出来。感光强的部分，析出的银就多，感光弱的部分，析出的银就少，没有感光的部分，就没有银析出。显影进行一段时间后，发黑程度不同的一幅黑白图像就会呈现出来。具体显影过程为：先将装有显影液、清水、定影液的塑料盘依次摆好，关掉所有光源，打开暗盒，取出胶片，将胶片药面向上浸入显影液中反复倒片，使胶片与药液充分接触，显影时间为 5 ~ 14min，显影液的温度最好在 18 ~ 20℃ 之间。显影结束记下显影的具体时间。显影后的图像还不稳定，需要继续经过定影、水洗等操作。

（2）定影：定影的作用是将经过显影后的底片上未起光化作用的卤化银颗粒溶去，而把已被还原的金属银颗粒固定下来，定影也需要掌握好时间，时间太短定影作用不完全，时间太长会使底片发黄变质。具体过程为：将已显影的底片放在清水中，将显影液清洗干净，然后药面向上放入定影液中反复晃动，定影 10min 以上，记录定影时间。

（3）把定影后的胶片放在清水中，将定影液清洗干净，清洗干净的底片用电吹风机吹干即可成负片。

3. 印相

印相的过程要在红灯下进行。整个过程需要用到印相箱、显影液、清水、定影液及三色灯等，每一实验小组从左到右依次放置显影液、水和定影液，水池中有大量清水用来最后冲洗相片。

（1）曝光：将底片药面向上放在印相箱的玻璃板上，然后把感光纸药面向下放在底片上，用印相箱盖压紧。根据底片的厚薄、反差程度及曝光灯的亮度选择合适的曝光时间，打开白灯进行曝光，并记录下曝光时间。

（2）显影：将已曝光的相纸放入显影液中，用竹夹夹住相纸的一角，在显影液中轻微地来回摆动，同时在红灯下观察显像情况，这时可观察到相纸上由浅到深逐渐显出影像来，等到相片上各个细节与层次都非常清晰可分时，取出照片，记录下来显影时间。把相片放入清水中，将残留在照片上的药液清洗干净。显影时间为 1 ~ 3min，这个时间根据不同的情况有所不同，比如显影液的浓度、温度、相纸的曝光程度、新鲜程度等。

（3）定影：从清水中取出相片，放入定影液中，来回摆动几次后停放在定影液中，定影 15min 左右，记录下来定影时间。

（4）上光：把定影后的相片用清水洗净，如果条件允许可以让相片在清水中浸泡较长一段时间，彻底把相片上残留的定影液以及杂质清洗干净，这有利于长时间保存相片。从清水中取出相片，将水滴净，然后把相面朝下放在上光机的上光板上，扣上布盖，接通电源，用橡胶滚筒在布盖上来回滚动多次，推压出水分，使上光均匀，烘干后的照片会自动地从上光板上脱落，至此上光过程完成。上光过程中，不准在烘干前用手扯拉照片，否则会撕掉照片的药面。

用裁纸刀将相片裁好，选择一张贴在实验报告上，注明所选相片的曝光、显影和定影时间，并对照片的质量进行综合分析，找出成功与失败的原因。

【注意事项】

1. 使用摄影生物显微镜时，手指切忌接触各镜头玻璃表面，若镜面上有污秽，可请实验室工作人员处理。

2. 插入胶片暗盒后应再次检查取景器中影像是否清晰。

3. 暗盒拉片不应抽出过大，以免胶片脱落。

4. 显影液显碱性，定影液显酸性，两种药液不能混合，否则将失去药效。

5. 在显影和定影过程中，一定记住药液的摆放顺序，防止放错，影响实验结果。

6. 调焦时，注意工作台的高度，避免物镜压到标本上。

【思考题】

1. 调焦时，显微镜的工作台为什么要先上后下？

2. 若照片的影像黑白清晰度不均，是由哪些因素引起的？

3. 在显微摄影中要得到一张好的照片必须注意哪些问题？

实验十三　万用表的使用

【实验目的】

1. 学会指针万用表和数字万用表的使用。

2. 了解指针万用表和数字万用表的相同之处和不同之处。

3. 掌握指针万用表和数字万用表测量电子元器件和电压、电流的基本原理和方法。

4. 用万用表判别晶体管管脚的极性。

【实验器材】

指针万用表、数字万用表、交直流电源、滑线变阻器、待测电阻、二极管、晶体管、开关、导线等。

【预习提示】

1. 了解指针万用表和数字万用表的结构。

2. 测量支路电流时首先要进行的步骤是什么？

3. 用万用表电阻挡测电阻时，电阻中产生电流的电源来自于何处？测量电路中某一电阻的阻值时，必须首先进行的步骤是什么？

【实验原理】

万用表是一种多功能、多量程的测量仪表，分为指针万用表和数字万用表。一般万用表可测量直流电流、直流电压、交流电压、电阻和音频电平等，还可以用于测试各种晶体管器件的性能参数等。

1. 指针万用表

指针万用表型号很多，但原理及使用方法基本类似，图 3-13-1 所示为 YX-360TRx 系列指针万用表的外形图。

（1）指针万用表的基本结构　指针万用表是以表头为核心部件的多功能测量

仪表，从外形上看主要由以下几部分构成。

1）表头：表头是万用表的非常重要的组成部分，它决定了万用表的灵敏度。表头是由表针、磁路系统和偏转系统三部分组成的。表头一般都采用磁电式直流电流计，这种电流计的内阻比较大，灵敏度也比较高，可以提高测量的灵敏度，同时还有利于扩大电流的量程。

图 3-13-1　指针万用表

另外，在表头下方中间位置上还设有机械调零旋钮，该旋钮的主要作用是调整表针静止时的位置。万用表进行任何测量时，其表针应指在表盘刻线左端"0"的位置上，如果实验前指针不在这个位置上，则可通过调整该旋钮使其处于"0"的位置上。

2）表盘：表盘由多种刻线和符号构成。要准确掌握各种刻线的读数方法以及各种符号的物理意义，才能熟练地运用万用表测量各电学量。

3）转换开关：转换开关是一个多挡位的旋转开关，主要用来选择被测电学量的种类、量程或者倍率，每挡又划分为多个不同的量程以供选择。

4）电阻调零旋钮：当红、黑两测试笔短接时，电表指针应指在电阻（欧姆）挡刻线的右端"0"的位置，如果实验中发现指针不在"0"的位置，可调整电阻调零旋钮使其到位。这里需要特别注意，为了减小测量的误差，每转换一次电阻挡的量程，都需要用该旋钮进行调零。

5）测试笔插孔：测试笔分为红、黑两支，使用时应将红色测试笔插入标有"＋"号的插孔中，黑色测试笔插入标有"－"号的插孔中。

（2）电压表的基本原理　当把不同阻值的量程转换电阻与电流计串联时，万用表就成为量度范围不同的电压表，由图 3-13-2 可知

$$U_R = I_g R_0 = U - U_g \tag{3-13-1}$$

$$R_0 = \frac{U - U_g}{I_g} = \frac{U}{I_g} - R_g \tag{3-13-2}$$

式中，R_0 为需要串联的电阻；U 是扩程后的满量程电压值。如果在直流电压表上加入整流电路，即可构成一个交流电压表。

（3）电流表的基本原理　当把不同阻值的量程转换电阻与电流计并联时，万用表就成为量度范围不同的电流表，由图 3-13-3 可知，电阻 R_0 与电流计并联，

因此 R_0 两端的电压与电流计两端电压相等，即

$$(I - I_g)R_0 = I_g R_g \tag{3-13-3}$$

$$R_0 = \frac{I_g R_g}{I - I_g} \tag{3-13-4}$$

式中，R_g 是表头内阻；I_g 是表头满量程电流；I 是加分路后的满量程值；R_0 是并联分路电阻。

图 3-13-2　电压表原理图

图 3-13-3　电流表原理图

（4）欧姆表的基本原理　当把干电池、变阻器及不同阻值的量程转换电阻与电流计串联时，万用表就成为量度范围不同的欧姆表。当通过转换旋钮把万用表转换成欧姆表时，被测电阻 R_x 接在万用表的" + "和"Ω"两接线柱（有的接在" + "、" – "两接线柱）之间，构成了如图 3-13-4 所示的串联电路。

由欧姆定律可得

$$E = I(R + R_g + R_x + R_0) \tag{3-13-5}$$

$$R_x = \frac{E}{I} - (R + R_g + R_0) \tag{3-13-6}$$

式中，R_x 为待测电阻；R_0 为限流电阻；R_g 为表头内阻；R 为调零电位器；I 为表头满量程电流。

由式（3-13-6）可知，欧姆表的待测电阻 R_x 与满量程电流 I 不是线性关系，所以欧姆表的刻度不是均匀分布的。

当待测电阻 $R_x = 0$ 时，即两测试笔短接，此时流过电流计的电流 I 应该为满量程值，即电流计的指针应在欧姆表的零刻度处。如果此时电表的指针没有对准欧姆表的零刻度处，则需调整调零电位器。

图 3-13-4　欧姆表原理图

当两测试笔开路时，流过电流计的电流应该为零，即电表的指针应该在欧姆表的无穷大处。

当 $R_x = R + R_g + R_0$ 时，此时流过电流计的电流 I 是满量程值的一半，此时电表的指针在表盘的中间位置处。因此，电阻 $R + R_g + R_0$ 被称为中值。为了保证

欧姆表读数的准确性，应该尽量在中值附近读数。

上述电流表、电压表、欧姆表三种功能的转换及各功能状态下的量程的选择是由万用表盘面上的转换开关 K 来实现的。

在测量前，将功能转换开关转到所需测量的相关挡上。用万用表测量直流电压或直流电流时，万用表的红测试笔（插在正接线柱）必须接电路中高电势处，黑测试笔（插在负接线柱）接低电势处，使电流由正极流入万用表。若极性接反则会烧坏万用表。测交流时不分正负极。

图 3-13-5　数字万用表

1—LCD 显示屏　2—电源开关　3—功能旋钮　4—电容测量输入插孔　5—测量 0.2～10A 之间的电流输入插孔　6—测量 0.2A 以下的电流输入插孔　7—公共插孔　8—电压、电阻、二极管、通断性测试、频率输入插孔　9—三极管 hFE 测量输入插孔 10—显示数据保持；交、直流电转换

2. 数字万用表

数字万用表是一种多用途电子测量仪器，它的基本结构是由数字采样电路、计算电路和显示部分组成的。工作过程中，数字万用表根据使用者选择的挡位检测各种模拟信号，这种被测信号通过万用表内部的模数转换电路转换成数字信号，然后通过数字计算电路进行计算，最后在显示屏上以数字方式显示出来。如图 3-13-5 所示，为 A910D 数字万用表实物图。

数字万用表与指针万用表相比，具有高灵敏度、高精度、显示清晰、过载能力强、使用更简单等优点。常用数字万用表可以对交直流电压、交直流电流、电阻、二极管、电容、晶体管、频率进行测量，还可以进行通断性测试等。本实验以 A910D 型数字万用表为例，具体操作说明如下：

（1）电源开关　一般在用数字万用表之前就已装上电池，使用时打开开关就可以进行各种测量，使用后 15～25min 之内，电表自动转入睡眠模式，此时电表基本处于断电状态，如果想再次使用，只需要再一次按动电源开关即可。

（2）交、直流模式转换按键　在测量电压或电流时，需要用按键 10 来选择交流或直流电。测量者可以通过显示屏来看出仪表是处于交流还是直流模式。如果是交流模式，显示屏上会显示"AC"字符；如果是直流模式，显示屏上会显示"DC"字符。

（3）交、直流电压的测量　将功能旋钮置于交直流电压 V⎓ 位置上的所需量程挡，然后用按键 10 分别选择到"AC""DC"模式，将黑色测试笔插入"COM"插

孔，红色测试笔插入"VΩ"插孔，测试笔并接在被测负载上，即可测得交、直流电压值。

（4）交、直流电流的测量　将功能旋钮置于交直流电压 A≈ 位置上的所需量程挡，然后用按键 10 选择到"AC""DC"模式，将黑色测试笔插入"COM"插孔，当被测电流在 200mA 以下时，红色测试笔插入"μAmA"插孔，如果被测电流在 200mA～10A 之间，则红色测试笔移到"10A"插孔，测试笔串联接入被测电路中，即可测得交、直流电流值。

（5）电阻的测量　将功能旋钮置于所需要的"Ω"量程挡，将黑色测试笔插入"COM"插孔，红色测试笔插入"VΩ"插孔，测试笔跨接在被测电阻两端，即可测出待测电阻值。

（6）通断性测试　将功能旋钮置于"⊶•))"量程挡，将黑色测试笔插入"COM"插孔，红色测试笔插入"VΩ"插孔，将测试笔接触被测元器件或回路两端，当所测阻值小于 70Ω 时，内置蜂鸣器发声。

（7）二极管测试　将功能旋钮置于"⊶•))"量程挡，黑色测试笔插入"COM"插孔，红色测试笔插入"VΩ"插孔，将测试笔跨接在被测二极管上（红色测试笔接二极管的正极，黑色测试笔接二极管的负极），仪表显示二极管的正向压降值。

（8）电容测试　将功能旋钮置于"F"位置上所需量程挡，然后将电容插入 CAP 插口处进行测量。此处应特别注意，测量前要将被测电容放电。

（9）晶体管 hFE 值（直流放大倍数）测量　将功能旋钮置于 hFE 挡，区分晶体管是 PNP 型还是 NPN 型，然后再将被测管 e、b、c 三脚分别插入晶体管测量输入插孔内，此表显示为 hFE 近似值，测试条件为基极电流约 $10\mu A$，V_{ce} 约为 2.8V。

（10）频率测量　将功能旋钮置于频率挡所需的量程上（即 2kHz、20kHz、200kHz），将黑色测试笔插入"COM"插孔，红色测试笔插入"VΩ"插孔，测试笔跨接在电源或负载上，从仪表上读取测量结果。

【实验内容】

1. 测量电阻

旋转转换开关至欧姆挡适当量程处，将万用表的两测试笔短路，调节电阻调零旋钮，使电表指针至"0"位。

注意：指针万用表每次测量之前，特别在换不同的量程时，必须进行电阻挡零位调节。数字万用表如有自调零则无需这个过程。

（1）读数方法：对于指针万用表，被测电阻值 R_x = 指针示数 × 转换开关所指量程值。例如，若某一次测量的表盘读数为 20，转换开关所指量程为 ×100 挡，则 $R_x = 20\Omega \times 100 = 2000\Omega$，以此类推。对于数字万用表来说，调整好挡位后即可测量并直接读数。

（2）将万用表的两测试笔分别接触每只电阻的两端，依次测出 6 个电阻的阻值，将所测数据填入表 3-13-1 中。

（3）在电路中测量电阻阻值（伏安法测电阻）：按图 3-13-6 连接路，选好万用表量程，经认真检查后，合上开关接通电源，通过调节变阻器阻值的大小来改变通过被测电阻 R_x 的电流，记录下电流分别为 10.0mA、15.0mA、20.0mA、25.0mA、30.0mA、35.0mA、40.0mA 时，待测电阻 R_x 两端相应的电压值，将测得的数据填入表 3-13-2 中。

（4）在直角坐标系中，设电流为横坐标，电压为纵坐标，画出电压与电流的关系曲线，理论上这条曲线应该是一条直线，这条直线的斜率就是被测电阻的阻值。根据所作图线的情况讨论成败原因。

图 3-13-6　电阻测量电路图　　　　图 3-13-7　直流电压测量电路图

2. 直流电压的测量

按照图 3-13-7 所示，将 R_1、R_2、R_3 三个电阻串联后接到直流电源 E 上。

（1）将转换开关转至直流电压挡处。首先估算被测电压值的大小，根据估算情况选择合适的量程，如果被测电压的大小不容易估算，则先选择较大量程，然后逐渐缩小，直到找到适当的量程为止，来避免大电压用小量程，而烧坏电表。

（2）将电表并联在被测电路上，注意红测试笔接高电势端，黑测试笔接低电势端。若测试笔接反了，表针会反打。如果不知道待测电路的正负极性，可以把万用表量程放在最大挡，在被测电路上很快试一下，看电表指针怎样偏转，就可以判断出正、负极性。

（3）根据选择的量程和指针的位置，正确地读出读数。指针万用表的读数方法：转换开关所指的量程数值就是表盘上指针满刻度读数的对应值，读数时按照这个方法进行折算，就可以读出待测值，比如转换开关转至"DCV"的 5V 量程挡上时，表盘上电表指针满刻度值 250 就相当于 5V，如果电表指针指在 200 刻度处，则应读为 4V。除了测量电阻外，其他测量均可按照这个方法进行读数。

（4）重复上述步骤，分别测量电路中 R_1、R_2、R_3 两端的电压，并测量 R_1、R_2、R_3 三个电阻串联后总的电压，将测量结果填入表 3-13-3 中。

（5）用数字万用表测量直流电压，则只需将功能旋钮转至所需量程挡，即可直接进行测量读数，将测量的结果填入表 3-13-3 中相应的位置上。

3. 直流电流的测量

按图 3-13-8 所示，将 R_1、R_2、R_3 三个电阻并联后，将其接到直流电源 E 上。

（1）首先将转换开关转至直流电流挡上，根据待测电路的实际情况，估算待测电流的大小，选择适当量程。选择时应先选择较大量程，然后逐渐缩小，以找到适当的量程为止，以免烧坏电表。

（2）测量时，万用表与被测电路串联，红测试笔接高电势一端，黑测试笔接低电势一端。

（3）根据选择的量程和指针的位置正确读数，读数方法类似直流电压测量时的读数方法。

图 3-13-8　直流电流
测量电路图

（4）重复上述步骤，分别测出通过 R_1、R_2、R_3 三个电阻的电流大小，并测出三个电阻并联后的总电流，将所测得的数据填入表 3-13-4 中。

（5）用数字万用表测量直流电流，则只需将功能旋钮转至所需量程挡，即可直接进行测量读数，将测量的结果填入表 3-13-4 中。

注意：实验中绝对不允许用电流挡测电压或直接用电流挡测电源的电流，以免损坏电表。

4. 晶体管管脚的判别

利用万用表的欧姆挡判别二极管和晶体管的管脚时，首先应明确：欧姆表内部有电池，而且电池的正极接在黑测试笔插孔一端，电池负极接在红测试笔插孔一端。另外，判别管脚时，要用 R×100，或 R×1k 挡。不能用 R×1、R×10、R×10k 挡，因为 R×1、R×10 挡电流大，R×10k 挡电压高，容易使 PN 结烧坏或击穿。

（1）判别二极管的极性：二极管具有单向导电的特性，其反向电阻远大于正向电阻，因此将万用表转至欧姆挡 R×1k 挡，即可判断其正负极，测量时万用表的两个测试笔分别接二极管的两个管脚，调换二极管的两个管脚重新测量阻值，两次测量结果比较，阻值小的说明是正向电阻，因而此时黑色测试笔所接的管脚即为二极管的正极（P端），红色测试笔接二极管的负极（N端）。

（2）晶体管管脚的判别：将万用表拨到欧姆挡 R×1k。

1）判断基极（b）：图 3-13-9a 为 PNP 管，图 3-13-9b 为 NPN 管，由图中可以看出 PNP 和 NPN 管都是由两个二极管反极性串联而成的，首先假定某管脚为基极 b，用红色测试笔接到假定的基极 b 上，用黑测试笔轮流接在其余两个管脚上，测其电阻，如果所测出的电阻值都很小或者很大，都可以判定红色测试笔所接的是基极；若两次所测出的电阻是一大一小，说明红色测试笔接的不是基极，然后分别以另外两个管脚为基极 b，重复上述测量即可判定基极。

2）判定 PNP 型或者 NPN 型：若红色测试笔接基极，当黑色测试笔依次接触到另外两极时，测出的电阻值都比较小，则该晶体管属于 PNP 型；相反，如果测出的电阻值都比较大，则该晶体管的型号为 NPN 型。

图 3-13-9　晶体管示意图

a）PNP 管　b）NPN 管

3）判定集电极和发射极：经过上述判别已确定了基极和管型。下面判别集电极和发射极。确定基极之后，再测另外两个管脚（即发射极和集电极）间的电阻，然后交换两个测试笔重新测量另外两个管脚间的电阻。两次测量值是不相等的，其中电阻小的一次测量为正常接法，此时，对于 PNP 型管，黑色测试笔接的是发射极，红色测试笔接的是集电极；对于 NPN 型管，红色测试笔接的是发射极，黑色测试笔接的是集电极。

【数据记录与处理】

1. 电阻的测量

分别用指针万用表和数字万用表直接测量 6 个电阻值，将所选量程和所测数值填入表 3-13-1 中，将选用伏安法测电阻所测的数据填入表 3-13-2 中。

表 3-13-1　直接测量电阻数据

	R_1	R_2	R_3	R_4	R_5	R_6
指针表量程						
指针表测量值						
数字表量程						
数字表测量值						

表 3-13-2　伏安法测电阻数据

电流值/mA	10.0	15.0	20.0	25.0	30.0	35.0	40.0
指针表电压值/mV							
数字表电压值/mV							

2. 直流电压的测量

用指针万用表和数字万用表分别测量 R_1、R_2、R_3 三个待测电阻两端的直流电压以及串联后总电压，将所测得的数据填入表 3-13-3 中。

表 3-13-3　直流电压测量数据

	U_1	U_2	U_3	U
指针表量程				
指针表测量值				
数字表量程				
数字表测量值				

3. 直流电流的测量

用指针万用表和数字万用表分别测出通过 R_1、R_2、R_3 三个电阻的电流大小，以及三个电阻并联后的总电流，将所测得的数据填入表 3-13-4 中。

表 3-13-4　直流电流的测量数据

	I_1	I_2	I_3	I
指针表量程				
指针表测量值				
数字表量程				
数字表测量值				

【注意事项】

1. 在测试时，应选择需要测试的挡、合适的量程，不应任意旋转挡位旋钮。若不知待测量的大小范围，则首先选择最大量程挡，再降至合适挡位测量。

2. 应注意红测试笔接电表的"正"极，黑测试笔接"负"极。

3. 测电路内某电阻阻值时，应切断被测电路的电源并断开被测电阻的一端。

4. 交直流挡不能混用，更不能用电阻挡测电流，或电流挡测电压，不能用电流挡直接测电源的电流。

5. 测量电阻时，每换一次量程，都要重新调整电阻调零旋钮进行调零，不能调零时，应更换电池。

6. 万用表用完后应将功能旋钮或转换开关旋至交流电压挡的最大量程挡。

7. 读数时，应垂直观察到表针与其在表头镜子里反射出的像重合时方可读数。

【思考题】

1. 在测量电阻时，同时用两手分别捏住两测试笔的金属部分即电阻两端，这样做对测量结果有无影响？为什么？

2. 用万用表测量 0.3mA 的电流时，分别用 1mA 和 10mA 的量程测量时所得的结果是否相同？哪个准确？为什么？

3. 测量电压时，万用表的转换开关不能置于电流挡或欧姆挡，为什么？

4. 欧姆表的刻度为什么不是均匀的？

5. 使用万用表测量电阻时，通过电阻的电流是由什么电源供给的？万用表上的红色测试笔和黑色测试笔哪一个电势高？

实验十四　人体阻抗的频率特性的测定

【实验目的】

1. 了解人体阻抗的概念。

2. 测定人体阻抗的频率特性。

3. 学会使用音频信号发生器。

【实验器材】

直流稳压电源、音频信号发生器、万用表、晶体管毫伏表、电阻、电极、导线等。

【预习提示】

1. 了解人体阻抗的分布情况。

2. 了解音频信号发生器和直流稳压电源的使用方法。

3. 了解影响皮肤阻抗的因素。

4. 掌握测量人体阻抗的频率特性实验步骤及注意事项。

【实验原理】

阻抗是指在具有电阻、电感和电容的电路里，对交流电所起的阻碍作用，常用 Z 表示，它的单位是 Ω。人体是一个组织结构非常复杂的导体。人体阻抗是皮肤阻抗和其他组织阻抗的综合结果，人体阻抗所携带的丰富的生理和病理信息可以对人体组织和器官进行无损伤的功能性评价，例如对心、脑、肺及相关循环系统的功能进行评价，这有利于相关疾病的普查、预防和早期治疗。本实验可以在理论上了解人体阻抗产生的原因及其产生的物理机制，同时在实验中测量人体阻抗的频率特性。

1. 生物组织的电阻抗特性

生物组织电阻抗是评价生物组织电特性的主要指标。不同生物组织会有不同的阻抗，常常以此来区分生物组织。生物组织的阻抗特性取决于两个方面的因素：即由细胞膜的低漏电特性所导致的容抗和由细胞质与细胞间质所导致的电阻。因此，当改变测量频率时，组织阻抗也会随之变化，如表 3-14-1 所示。此表给出某些生物组织在不同频率下的电阻率（电阻率指的是单位横截面积单位长度的电阻）参数。

生物组织电特性始终被认为与结构、生理和病理状态密切相关。构成组织的细胞和细胞外液具有不同的电特性，细胞膜是一种允许部分离子通过的选择性通透膜，细胞外液和细胞内液则是具有较好的导电性能的电解质溶液。因而，从生物组织结构上讲，细胞外液、细胞内液的成分以及细胞膜的活性都可对组织的电特性产生影响。生物组织出现病变时，其电阻率与相应的正常组织相比会有较大变化。研究发现，在频率为1kHz的信号激励下，大脑神经胶质瘤的电阻率是正常大脑神经胶质组织的一半。这说明正常组织和病变组织在某些特定的频率时有不同的阻抗。疾病发作时，有关组织的电阻率会出现较大变化，如脑震荡时电阻率会增大100%，癫痫发作时则会增加20%；病变过程中，组织电阻率变化情况与正常生理活动时电阻率变化也不相同；在动物身上观察发现，呼吸受到阻塞时，肺的电阻率比正常呼吸时要下降50%等。因此，对生物组织电阻抗特性的研究有助于临床疾病的诊断。

表 3-14-1　不同频率下的生物组织电阻率参数表　　　单位：$\Omega \cdot m$

生物组织　　　频率	1kHz	10kHz	100kHz	1MHz	10MHz
肝脏(牛)	25	20	11.1	5	3.33
肾脏(牛)	8.33	6.67	5	3.33	2
膨胀的肺(牛)	20	16.67	12.5	10	5
大脑灰质(牛)	10	7.7	6.67	5	3.33
纵向肌肉(牛)	3.33	2.86	2.5	2	1.67
横向肌肉(牛)	2	2	2	1.67	1.43
皮肤(人)	1400	250	16.7	3.3	2.5
脂肪(人)	45.45	43.47	41.67	41.67	40

人体是由各种组织构成的非常复杂的导体，体表有一层导电性最差的皮肤，体内为导电性较强的体液和具有不同导电性的各种组织。人体阻抗是皮肤阻抗和其他组织阻抗之和，皮肤阻抗远远大于其他组织阻抗。表 3-14-2 列出了人体部分组织的电阻率。

表 3-14-2　人体组织电阻率参数表　　　单位：$\Omega \cdot m$

人体组织　　　电流	直流电	交流电	高频交流
肝	80	16	2.3
肌肉	90	15	2.55
皮肤(干)	40 000	3000	4.35
脂肪	1080	32.5	27
腔骨	225	154	123
脑	107	21.7	6.03

2. 皮肤阻抗

实验表明，人体阻抗具有容性阻抗的特点。由于人体相当复杂，下面我们采用模拟的方法,来解释这一特点。

皮肤由表皮、真皮和皮下组织构成,表皮在皮肤的最外层。表皮最外侧是角质层,最里面的一层是基底层。表皮下面是真皮,真皮主要由结缔组织构成,其中尚有丰富的血管、淋巴管、皮脂腺、汗腺及肌肉等。皮下组织是由疏松的结缔组织及脂肪小叶构成的。由于真皮及皮下组织导电性较好,可模拟为纯电阻 R。而表皮的阻抗大小主要取决于角质层,由于角质层的阻抗非常大,相当于一层很薄的绝缘膜,如图 3-14-1 所示,如果把真皮和电极片视为电容器的两极板,则角质层相当于该极板间的电介质。由于汗腺孔里有少量的离子通过,所以我们可以把表皮模拟为漏了电的电容器,相当于纯电容 C 和纯电阻 R' 的并联,其并联阻抗 Z 为

$$Z = \frac{1}{\sqrt{(1/R')^2 + (\omega f C)^2}} \tag{3-14-1}$$

式中,$\omega = 2\pi f$;f 为交流电频率。由此,我们可以把皮肤阻抗模拟为如图 3-14-2 所示电阻、电容的串并联组合。

图 3-14-1 人体皮肤的组织结构

图 3-14-2 皮肤阻抗的模拟电路

从以上分析可以看出,影响皮肤阻抗的因素主要有以下几个方面:

(1)皮肤的干湿程度 当皮肤潮湿时,汗腺孔里水分增多,导电性能增强,使 R 减小,从而导致皮肤阻抗下降;相反,皮肤干燥时,汗腺孔里水分减少,R 增大,皮肤阻抗增大。

(2)电流的频率 由皮肤阻抗公式可知,皮肤的阻抗和电流的频率成反比。当直流和低频交流电通过皮肤时,由于电流频率 f 较小,因此皮肤阻抗较大;当有高频交流通过皮肤时,电流频率 f 较大,因而皮肤阻抗较小。因此通过理论分析可表明,皮肤阻抗是随交流电频率的增加而减小的。如图 3-14-3 所示给出了皮肤阻抗与交流电频率的关系曲线。

图 3-14-3 皮肤阻抗与交流电频率的关系

3. 其他组织阻抗

电流通过皮肤后，就进入到深部组织，其阻抗远远小于皮肤阻抗，其导电性取决于其组成成分。体内有各种生物膜（如细胞膜），生物膜把两种导电性很好的溶液分隔开，膜对某些离子易渗透，对另一些离子不易渗透，因而可把生物膜视为漏电电容，其阻抗为膜电容和膜电阻的并联阻抗。细胞间质导电性强，可模拟为纯电阻。由此可把深部组织模拟为如图 3-14-4 所示的电阻和电容的串并联组合。

图 3-14-4　深部组织
阻抗的模拟电路

综上所述，人体阻抗是皮肤阻抗和其他组织阻抗之和，是大小不同的电阻和电容的复杂组合。机体阻抗的等效电路如图 3-14-5 所示。

影响人体阻抗的因素除了电流的频率和皮肤的干湿程度外，性别、年龄、皮肤的血液循环状态、病理过程、神经系统的活动都对皮肤阻抗有影响。实际测量的人体阻抗还包括电极与皮肤的接触电阻。电极与皮肤接触的松紧、接触面积的大小、接触面的清洁程度以及电极与皮肤之间有无导电膏等都直接影响接触电阻，实际测量时要尽可能减小接触电阻。

图 3-14-5　机体阻抗的等效电路

图 3-14-6　人体直流阻抗测量实验装置

【实验内容】

1. 人体直流阻抗的测量

实验装置如图 3-14-6 所示。先用消毒酒精清洗皮肤表面，把浸有 0.1% 的 NaCl 溶液的纱布敷在手臂的待测部位，然后用电极夹住，直流稳压电源输出 5.0V 的直流电压，电阻为 $R_1 = 10\text{k}\Omega$，按照实验装置图接通电路，等 5min 左右待电路稳定之后即可测量。

从实验装置图可以看出，电阻 R_1 和待测手臂串联在电路中，因此由欧姆定律可知

$$I = \frac{U_{R1}}{R_1} = \frac{U_{ab}}{Z_1} \qquad (3\text{-}14\text{-}2)$$

式中，I 为串联电路中电流；U_{R1} 为电阻 R_1 两端的电压；U_{ab} 为手臂两端的电压；Z_1 为人体手臂的直流阻抗。由上式可得人体手臂的直流阻抗的表达式为

$$Z_1 = \frac{U_{ab}}{U_R} R_1 \qquad (3\text{-}14\text{-}3)$$

因此用万用表分别测出 U_{R1} 及 U_{ab} 的大小，代入上式即可计算出人体手臂的直流阻抗的大小。重复测量 6 次，计算出人体手臂直流阻抗的平均值。

图 3-14-7 人体交流阻抗
测量实验装置

2. 人体交流阻抗的测量

如图 3-14-7 所示连接电路，电阻 $R_2 = 5.1\text{k}\Omega$。先将音频信号发生器的输出衰减调至 40dB，并把输出微调逆时针调到底，打开电源开关，预热 5min 以上，然后逐渐增大输出使之为 40mV（用晶体管毫伏表测量），改变信号发生器的频率，频率 f 范围在 $50 \sim 1 \times 10^5\text{Hz}$，并保持输出电压不变，分别用毫伏表测出对应的 U_{ab} 和 U_{R2}。

根据公式 $Z_2 = R_2 U_{ab}/U_{R2}$ 计算出手臂的交流阻抗 Z_2，重复测量 6 次，计算出 $\lg f$ 的值，在平面直角坐标系中绘出 $Z_2\text{-}\lg f$ 曲线，根据所得曲线说明变化规律，并指出人体阻抗呈何种性质。

【数据记录与处理】

1. 人体直流阻抗的测量

将人体手臂直流阻抗测量所得的数据填入表 3-14-3 中。

表 3-14-3 人体手臂直流阻抗的测量

次数	1	2	3	4	5	6
U_{ab}						
U_{R1}						
Z_1						

2. 人体交流阻抗的测量

将人体手臂交流阻抗测量所得的数据填入表 3-14-4 中。

表 3-14-4 人体手臂交流阻抗的测量

次数	1	2	3	4	5	6
U_{ab}						
U_{R2}						
f						
Z_2						
$\lg f$						

【注意事项】

1. 实验过程中，不得随意改变电源输出电压，更不能把市电直接接入人体，要注意安全。

2. 待测部位应该选择没有伤口的地方。

3. 在作 Z_2-lg$f$ 曲线时，将各点连成光滑曲线，离曲线太远的个别点要舍去。

4. 一切都要在教师的指导下进行。

【思考题】

1. 为什么潮湿的手比干燥的手更容易触电？为什么划开的皮肤更易触电？

2. 为什么要在电极与皮肤接触处加上浸有 NaCl 溶液的纱布？

第四章　综合性设计性物理实验

实验一　核磁共振实验

【实验目的】

1. 了解核磁共振现象的基本原理。
2. 用磁场扫描法（扫场法）观察核磁共振现象。
3. 用核磁共振法校准恒定磁场 B_0。
4. 测量氟核 ^{19}F 的旋磁比 γ_F 和朗德因子 g。

【实验器材】

实验装置由样品管（内可放各种样品）、永磁铁、扫场线圈、音频调制磁场电源、射频边限振荡器、频率计及示波器等组成，结构如图 4-1-1 所示。

图 4-1-1　核磁共振实验装置

1. 样品放在塑料样品管内，置于永磁铁的磁场中。样品管外绕有线圈，构成射频边限振荡器振荡电路中的一个电感。

2. 永磁铁用来提供样品能级塞曼分裂所需的强磁场，它是核磁共振实验装置的核心，其磁感应强度为 B_0。永磁铁上还加一个小的音频调制磁场，目的是把频率为 50 Hz 的信号 $B'\cos\omega t$ 接在永磁铁的扫场线圈上（$B' = B_0$），B' 的值可以通过改变扫场电源的电压来连续调节。因此磁场中样品处的实际磁感应强度为

$$B = B_0 + B'\cos\omega t$$

核磁共振实验装置中的磁铁有三类：永磁铁、电磁铁和超导磁铁。永磁铁

的优点是不需要磁铁电源和冷却装置，运行费用低，而且稳定度高。电磁铁的优点是通过改变励磁电流可以在较大范围内改变磁场的大小。为了产生所需要的磁场，电磁铁需要很稳定的大功率直流电源和冷却系统，另外还要保持电磁铁温度恒定。超导磁铁最大的优点是能够产生高达十几特斯拉的强磁场，对大幅度提高核磁共振谱仪的灵敏度和分辨率极为有益，同时磁场的均匀性和稳定性也很好，是现代摄谱仪较理想的磁铁，但仪器需要使用液氦或液氮，这给实验带来了不便。本实验用的磁场的磁感应强度约为 $0.5T$，中心区（$5mm^3$）均匀性优于 10^{-5}。

3. 射频边限振荡器因处于稳定振荡与非振荡的边缘状态而得名，它提供频率为 $19 \sim 25MHz$ 的射频电磁波，（频率为 $3 \sim 30MHz$ 的电磁波是最适合于无线电发射的频率，故称为"射频"。）其频率连续可调，并由频率计监视。由于此振荡器的振荡特性处于稳定振荡与非振荡的边缘状态，因而其振荡幅度随振荡电路中的元件性能而明显变化。本实验中设计的边限振荡器振幅随电感性能变化特别明显（注意：边限振荡器的振荡状态与工作电流有关，实验中应适当调节工作电流，以达到最佳状态）。该电感线圈中放有样品，当样品由于核磁共振而吸收能量时，振荡器的输出幅度会明显降低。

【预习提示】

1. 预习核磁共振现象的基本原理。
2. 了解核磁共振现象的实验步骤及注意事项。

【实验原理】

1. 原子核磁矩

许多原子核（并非全部）可被看作很小的条形磁铁，有磁北极和磁南极。原子核以南北磁极连线为轴，以恒定速率旋转，所以这些原子核具有不为零的角动量 p 和核磁矩 μ（见图 4-1-2）。

通常情况下，如无外界干扰，原子核磁极的指向是任意的（见图 4-1-3），即宏观上对外表现的合磁矩为零。

图 4-1-2   原子核磁矩

但是当把这些原子核群放在外磁场中时（见图 4-1-4），原子核的磁矩就会与外磁场相互作用，最终使得原子核群的宏观磁矩 μ 不为零。

2. 核磁共振

在经典力学中，具有一定质量的高速旋转的物体受到重力作用时，当自转轴与重力方向不平行时，就会产生进动。同样，由于核磁矩与外磁场的相互作用，原子核也会产生进动。由角动量定理可知，其力矩为

$$L = \mu \times B = \frac{dp}{dt} \tag{4-1-1}$$

图 4-1-3　无外磁场时　　　　　　　　　图 4-1-4　外磁场作用时

力矩 L 迫使角动量 p 的方向发生改变，围绕外磁场 B 的方向旋转。磁矩 μ 和自旋角动量 p 的关系为 $\mu = \gamma p$，所以可以得到磁矩 μ 的进动关系为

$$\frac{\mathrm{d}\mu}{\mathrm{d}t} = \mu \times \gamma B \tag{4-1-2}$$

式中，γ 称为旋磁比。上式的矢量关系可用图 4-1-5 表示。进动的角频率 ω_0 为

$$\omega_0 = \gamma B \tag{4-1-3}$$

μ 与外磁场 B 的作用能为

$$E = -\mu \cdot B = -\mu B \cos\theta \tag{4-1-4}$$

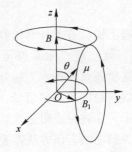

图 4-1-5　拉莫尔进动　　　　　　　　　图 4-1-6　共振时 μ 的运动状态

如果这时在 x-y 平面中再加一个旋转磁场 B_1（见图 4-1-6），当 B_1 的角频率 ω 与进动的角频率 ω_0 相等时，磁矩 μ 与 B_1 相对静止，那么会使磁矩 μ 再绕 B_1 产生进动，结果使夹角 θ 增大，原子核吸收能量，势能增加。所以要使原子核产生共振，其条件为

$$\omega = \omega_0 = \gamma B \tag{4-1-5}$$

γ 的大小与原子核的性质有关，这是一个可测量的物理量，其物理意义是单位磁感应强度下的共振频率。对于裸露的质子，$\gamma/(2\pi) = 42.577\ 469\,\mathrm{MHz/T}$。但在原子或分子中，由于原子核受附近电子轨道的影响使核所处的磁场发生变化，导致在完全相同的外磁场下，不同化学结构的核磁共振频率不同。$\gamma/(2\pi)$ 值将略有差别，这种差别是研究化学结构的重要信息，称为化学位移。

由量子力学的处理可得到旋磁比 γ 与 g 因子的关系为

$$\gamma = g\frac{\mu_N}{\hbar} = g\frac{e}{2m_p} \tag{4-1-6}$$

式中，$\mu_N = \dfrac{e\hbar}{2m_p}$ 称为核磁子，常用作量度核磁矩大小的单位，它是玻尔磁子 $\mu_B = \dfrac{e\hbar}{2m_e}$ 的 1/1836 倍，其中，m_p 是质子质量，m_e 是电子质量，$\hbar = \dfrac{h}{2\pi}$，h 为普朗克常量。g 是一个与原子核本性有关的无量纲常数，称为 g 因子或朗德因子。

对于核磁共振，在量子力学中的解释是，核磁矩与外磁场的作用造成能级分裂，当加上一个与能级间隔对应的交变磁场时，将产生共振跃迁，粒子从交变磁场中吸取能量。其关系是

$$\Delta E = h\nu = \hbar\omega = \gamma\hbar B \tag{4-1-7}$$

3. 共振信号

要产生一个旋转磁场是比较复杂的，实际上仅用一个直的螺线管线圈也能产生所需的共振磁场，如图 4-1-7 所示。这样的线圈只能产生线偏振的磁场。

从原理上说，有了外部的静磁场 B 和合适的共振磁场 B_1，就已经产生共振了，但是要观察到共振信号，这里还要作技术上的处理。为了能够在示

图 4-1-7　产生共振磁场的方法

波器上观察到稳定的共振信号，必须使共振信号重复出现。为此，可以固定共振磁场的频率，在共振点附近连续、反复地改变静磁场的场强使其扫过共振点，这种方法称为扫场法。该方法需要在平行于静磁场的方向上叠加一个较弱的交变磁场，简称扫场。在连续改变时，要求场强缓慢地通过共振点，这个缓慢过程是相对原子核的弛豫时间而言的。

图 4-1-8 给出了扫场频率为 50Hz 时，外磁场随时间的变化及相应的共振信号的关系。从图中可知，静磁场场强的变化范围是 $B = B_0 \pm B'$。要注意，实际扫场的振幅是很小的，在本实验中 B'/B_0 近似为 10^{-2}：10^{-4} 数量级。可能发生共振的频率范围应落在 $B = B_0 \pm B'$ 之间，所以有一个捕捉范围。必须先要

图 4-1-8　扫场、静磁场与共振信号的关系

改变共振磁场 B_1 的频率 ν，使 ν 进入捕捉范围，这时就能在示波器上观察到共振信号。这时的共振信号的间隔很可能是不等的。如图 4-1-8 所示，其共振信号

发生在与虚线 a 相交处，这时场强 B 是难以确定的。如果继续调整频率 ν，使得共振信号等间距排列，即共振点在扫场的过零处，即图 4-1-8 中与虚线 b 相交处，那么扫场就不参与共振，从而可确定固定磁场 B_0 的大小。

本实验的扫场参数是频率为 50Hz，幅度为 $10^{-5} \sim 10^{-3}$T，对固体样品聚四氟乙烯来说，这是一个变化很缓慢的磁场，其吸收信号如图 4-1-9a 所示。而对液态水样品来说却是一个变化较快的磁场，其观察到的不再是单纯的吸收信号，将会产生拖尾现象，如图 4-1-9b 所示。磁场越均匀，尾波中振荡次数越多。

a)   b)

图 4-1-9 不同样品的共振信号
a) 聚四氟乙烯 b) 水

【实验内容】

1. 记录下仪器的编号和样品盒的编号

本实验的静磁场场强均在 0.57T 左右，所以水的氢核共振频率在 24 ~ 25MHz。

接好线路后，调整扫场、共振频率、幅度和示波器参数，观察水的氢核和氟核样品的核磁共振信号，使之达到幅度最大并稳定，记录调整好后的参数（频率、振幅）和波形。绘制一张包含两个样品波形的图，并把编号及调整好后的参数也记录在上面。

2. 标定样品所处位置的磁场强度 B_0

将样品盒放在永磁铁的中心区。观察掺有三氯化铁的水中质子的核磁共振信号，测出样品在永磁铁中心时质子的共振频率 ν。对于温度为 25℃ 球形容器中水样品的质子，旋磁比满足 $\gamma/(2\pi) = 42.576\ 375$MHz/T，从而由公式 $2\pi\nu = \gamma B$ 计算样品所处位置的磁感应强度 B_0。由图 4-1-8 可知，外加总磁场为

$$B = B_0 + B'\cos\omega t \tag{4-1-8}$$

这里的 B' 是扫场的幅度，ω 是扫场的角频率。为了加宽捕捉范围，可以把扫场的幅度加大，这样便于共振频率的寻找。因为我们要确定的磁场是 B_0，因此必须让共振点发生在扫场过零处，即图 4-1-8 中扫场与线 b 的交点上。容易看出，这时的共振信号为等间隔（间隔为 10ms）分布。

在示波器上严格地分辨等分间隔是不容易的，这里提出一种方法。从图 4-1-8 可以看出，当共振点不在扫场过零处时，改变扫场幅度会导致共振信号成对地靠近或分开。只有当共振点恰巧在扫场过零处时，不论扫场幅度加大或减小，共振信号都不会移动。所以可以在共振信号大致等间隔后用这种方法细调。

对于计算 B_0 的测量误差，我们可以用两边夹的方法来确定。从图 4-1-8 可知，共振频率的上下限由扫场的振幅决定，所以在能分辨共振信号的前提下，我们尽量减小振幅。调整共振频率，使共振信号两两合并，取 20ms 等间隔，然后测出共振频率的上下限 ν_1 和 ν_2，由式(4-1-8)可计算扫场的幅度为

$$B' = \frac{(\nu_1 - \nu_2)/2}{\gamma/(2\pi)} \tag{4-1-9}$$

实际上，共振信号等间隔排列的判断误差一般不超过 10%，因此 ΔB_0 可取上式的 1/10，即

$$\Delta B_0 = B'/10 \tag{4-1-10}$$

从而有

$$\Delta B_0 = 测量值 + 估计误差 \tag{4-1-11}$$

3. 测量氟核 ^{19}F 的旋磁比 γ_F 和朗德因子 g

观察并记录固态聚四氟乙烯样品中氟核的磁共振信号，测出样品处与水样品相同磁场位置时的氟核的共振频率。因已测得 B_0，所以由以上公式可算得氟核的旋磁比 γ_F。

由旋磁比定义 $\gamma = g2\pi\mu_N/h$，可计算出氟核的 g 因子。这里 μ_N 是核磁子，h 是普朗克常量，$\mu_N = 3.152\,451\,5 \times 10^{-14}$ MeV/T，$\mu_N/h = 7.622\,591\,4$ MHz/T。

【注意事项】

1. 由于扫场的信号从市电取出，频率为 50Hz，每当 50Hz 信号过零时，样品所在处的磁场就是恒定磁场 B_0。所以应先加大扫场信号，让总磁场有较大幅度的变化，以利于我们找到磁共振信号，然后调整频率。

2. 样品在磁场的位置很重要，应保证其处在磁场的几何中心。有其他要求除外。

3. 调节时要缓慢，否则核磁共振信号会一闪而过。

4. 请勿打开样品盒。

5. 调节扫场幅度的可调变压器的调节范围为 0 ~ 100V。

【思考题】

1. 本实验中有几个磁场？它们的相互方向有什么要求？

2. 在医院的核磁共振成像宣传资料中，常常把拥有强磁场(1.0 ~ 1.5T)作为一个宣传的亮点。请问：磁场的强弱与探测质量有什么关系吗？为什么？

实验二　声速的测量

【实验目的】

1. 掌握用共振干涉法、相位比较法和时差法测声速的原理和技术。

2. 学习用逐差法进行数据处理。

3. 加深对纵波波动和驻波特性的理解。

【实验器材】

声速测定仪、示波器、信号发生器等。

【预习提示】

1. 熟悉仪器的调节方法和步骤。

2. 将要测量的物理量列出（如温度、频率、波节位置等），设计好实验表格。

3. 了解声速测量的基本方法。

【实验原理】

声波是在弹性介质中传播的一种机械波，由于其振动方向与传播方向一致，故声波是纵波。振动频率在 $20 \sim 2 \times 10^4 \, \text{Hz}$ 的声波可以被人们听到，称为可闻声波，频率低于 $20 \, \text{Hz}$ 的声波称为次声波，频率超过 $2 \times 10^4 \, \text{Hz}$ 的声波称为超声波。

超声波在介质中的特征量与介质的性质及状态等因素有关，因而对于声波特征量的测量（如频率、波速、波长、声压衰减和相位等）是声学应用技术中的一个重要内容，特别是声速的测量，在声波定位、探伤、测距等方面具有重要的意义。

1. 超声波的产生与接收

超声波的产生与接收可以由两只结构完全相同的超声压电陶瓷换能器完成。压电陶瓷换能器可以实现声压和电压之间的转换，它主要由压电陶瓷环片、轻金属铝（做成喇叭形状，这样可增加辐射面积）和重金属（如铁）组成。超声波的产生是利用压电陶瓷的逆压电效应，在交变电压作用下，压电陶瓷纵向长度周期性地伸、缩，形成机械振动而在空气中产生超声波。超声波的接收是利用压电陶瓷的正压电效应使声压变化转变为电压的变化的。

压电换能器系统有其固有的谐振频率 f_0，当输入电信号的频率接近谐振频率时，压电换能器产生机械谐振，当输入电信号的频率等于谐振频率时，它的振幅最大，作为波源其辐射功率就最大。当外加强迫力以谐振频率迫使压电换能器产生机械谐振时，它作为接收器转换的电信号最强，即灵敏度最高。

本实验中，压电换能器的谐振频率在 $35 \sim 45 \, \text{kHz}$ 范围内，相应的超声波波长约为 $1 \, \text{cm}$。由于波长短，而发射器端面直径比波长大得多，因而定向发射性能好，离发射器端面稍远处的声波可以近似认为是平面波。

2. 声速测量的方法

由于在波动过程中超声波的波速 v、波长 λ 和频率 f 之间存在着下列关系：

$$v = \lambda f \qquad (4\text{-}2\text{-}1)$$

所以，在实验中可通过测定超声波的波长 λ 和频率 f 来求得超声波的声速 v。利用这种原理的常用方法有共振干涉法和相位比较法。

另外，声波传播的距离 L 与传播的时间 t 存在下列关系：

$$L = vt \qquad (4\text{-}2\text{-}2)$$

因此，只要测出距离 L 与传播的时间 t，同样就可测出超声波的速度 v，这就是时差法测量超声波声速的原理。

（1）共振干涉（驻波）法　实验装置如图 4-2-1 所示，图中 S_1 和 S_2 为超声压电陶瓷换能器，S_1 作为超声波源，低频信号发生器（即信号源）发出的信号接入换能器后，换能器即能发射出一平面超声波。S_2 作为超声波的接收器，接收的声压转换成电信号后，输入示波器进行观测。S_2 在接收超声波的同时还反射一部分超声波，这样由 S_1 发出的超声波和由 S_2 反射的超声波在 S_1、S_2 之间干涉而出现驻波现象。

设入射波方程为

$$y_1 = A\cos\left(\omega t - \frac{2\pi}{\lambda}x\right) \quad (4\text{-}2\text{-}3)$$

反射波方程为

$$y_2 = A\cos\left(\omega t + \frac{2\pi}{\lambda}x\right) \quad (4\text{-}2\text{-}4)$$

入射波与反射波干涉，在空间某点的合振动方程为

图 4-2-1　实验装置图

$$y = y_1 + y_2 = \left(2A\cos\frac{2\pi}{\lambda}x\right)\cos\omega t \qquad (4\text{-}2\text{-}5)$$

式(4-2-5)为驻波方程。式中，ω 为超声波的角频率；λ 为超声波的波长；t 为经过的时间；x 为经过的距离。

由此可见，叠加后的超声波仍然以相同的角频率 ω 作简谐振动，但其振幅将随距离 x 按 $\cos\left(\frac{2\pi x}{\lambda}\right)$ 变化。当 $\left|\cos\frac{2\pi}{\lambda}x\right| = 1$ 或 $\frac{2\pi}{\lambda}x = k\pi$ 时，在 $x = k\lambda/2$，$k = 1$，2，3，…的位置上，合振动振幅最大，称为波腹。当 $\cos\frac{2\pi}{\lambda}x = 0$ 或 $\frac{2\pi}{\lambda}x = (2k-1)\frac{\pi}{2}$ 时，在 $x = (2k-1)\lambda/4$，$k = 1$，2，3，…的位置上，合振动振幅最小，称为波节。由上述讨论可知，相邻两波腹（或波节）之间的距离为 $\lambda/2$。

在图 4-2-1 所示的装置中，S_1 为自由端，端面必定是声波波腹，当 S_1 和 S_2 的表面之间的距离 x 为半波长的整数倍，即

$$x = k\frac{\lambda}{2}, \quad k = 0, 1, 2, \cdots \tag{4-2-6}$$

时，示波器上可观察到的信号的幅度较大。当 x 不满足式(4-2-6)条件时，信号的幅度较小。在幅度较大时，再仔细调节信号发生器频率，可找到信号幅度相对最大的状态。对某一特定波长，可以有一系列的 x 值满足式(4-2-6)，所以在移动 S_2 的过程中，可以观察到一系列幅度相对最大的状态(见图 4-2-2)，在任意两个相邻共振状态之间，S_2 移动的距离为 $\lambda/2$。由于散射和其他损耗的存在，幅值的各极大值随距离增大而逐渐减小。

我们只要测出各极大值对应的接收器 S_2 的位置，就可测出波长。由信号源读出超声波的频率值后，即可由公式(4-2-1)求得声速。

（2）相位比较（行波）法　波是振动状态的传播，也可以说是相位的传播。当沿波传播方向上的任何两点同相位时，这两点间的距离就是波长的整数倍。利用这个原理，可以精确地测量波长。实验装置如图 4-2-1 所示，从 S_1 发出的超声波通过介质到达接收器 S_2 时，在发射面和接收面两处的相位差为

图 4-2-2　接收器表面声压随距离的变化

$$\Delta\varphi = \varphi_2 - \varphi_1 = 2\pi f\frac{x}{v} = 2\pi\frac{x}{\lambda} \tag{4-2-7}$$

$\Delta\varphi$ 的测定可用相互垂直的振动合成的李萨如图形来进行。输入 S_1 的信号同时接入示波器的 x 轴，S_2 接收到的信号接入示波器的 y 轴。

设输入 x 轴的入射波在 S_1 处的振动方程为

$$x = A_1\cos(\omega t + \varphi_1) \tag{4-2-8}$$

输入 y 轴的波在 S_2 处的振动方程为

$$y = A_2\cos(\omega t + \varphi_2) \tag{4-2-9}$$

则合振动方程为

$$\frac{x^2}{A_1^2} + \frac{y^2}{A_2^2} - \frac{2xy}{A_1A_2}\cos(\varphi_2 - \varphi_1) = \sin^2(\varphi_2 - \varphi_1) \tag{4-2-10}$$

此方程的轨迹由相位差 $\Delta\varphi = \varphi_2 - \varphi_1$ 决定。若 $\Delta\varphi = 0$，则轨迹为直线，如图 4-2-3a 所示；若 $\Delta\varphi = \pi/2$，则轨迹是以坐标轴为主轴的椭圆，如图 4-2-3b 所示；若 $\Delta\varphi = \pi$，则轨迹为直线，如图 4-2-3c 所示。由前面的分析和式(4-2-7)可知，若 S_2 向离开 S_1 方向移动的距离为 $x = (2k+1)\lambda/2$，则 $\Delta\varphi = (2k+1)\pi$，$k = 1,$

2，…。随着 S_2 的移动，$\Delta\varphi$ 在 $0\rightarrow\pi$ 变化时，李萨如图形由图 4-2-3a→图 4-2-3b →图 4-2-3c→变化，并且 $\Delta\varphi$ 每变化 2π，图形就会重复变化一次。所以由图形变化可测出 $\Delta\varphi$。同理，只要图形重复变化一次，S_2 移动的距离就要为 λ。

图 4-2-3　相位比较法轨迹

（3）时差法　驻波法测声速是利用示波器观察波腹和波节，或观察两个波间的相位差，但存在读数误差，较精确测量声速时常常采用时差法。时差法测量声速的实验装置仍采用上述仪器，原理如图 4-2-4 所示。由信号源提供一个脉冲信号，经 S_1 发出一个脉冲波，经过一段距离的传播后，该脉冲信号被 S_2 接收，再将该信号返回信号源，经信号源内部线路分析、比较处理后，输出脉冲信号在 S_1、S_2 之间的传播时间为 t，传播距离 L 可以从标尺上读出，采用公式（4-2-2）即可计算出声速。

图 4-2-4　发射波与接收波

（4）逐差法处理数据　当自变量等间隔变化，而两个物理量之间又呈线性关系时，采用逐差法进行数据处理。本实验中的共振干涉法和相位比较法所测得的数据就可采用该方法处理。L_i 代表每次测量值，取偶数个测量值（本实验中要至少选取 10 个数值），按顺序分成数量相等的两组（L_1，L_2，L_3，L_4，L_5）和（L_6，L_7，L_8，L_9，L_{10}），则利用共振干涉法和相位比较法所得的波长为

$$\lambda_{\text{共}} = \frac{2}{25}\left[\ |L_{10} - L_5| + |L_9 - L_4| + |L_8 - L_3| + |L_7 - L_2| + |L_6 - L_1|\ \right]$$

$$(4\text{-}2\text{-}11)$$

$$\lambda_{相位} = \frac{1}{25} \left[\left| L_{10} - L_5 \right| + \left| L_9 - L_4 \right| + \left| L_8 - L_3 \right| + \left| L_7 - L_2 \right| + \left| L_6 - L_1 \right| \right]$$

$$(4\text{-}2\text{-}12)$$

【实验内容】

1. 共振干涉法测量空气中的声速

（1）熟悉信号源面板上的各项功能以及示波器的使用方法。按图 4-2-1 接好线路，并将两换能器 S_1、S_2 之间的距离调至 5cm 左右。

（2）打开信号源与示波器的电源，将信号源面板上的"测试方法"确定为连续波，"传播介质"确定为空气。然后调节"发射强度"（从示波器上观察电压峰-峰值为 10V），调节"信号频率"，观察频率调整时接收波的电压幅度变化。在某一频率点处（34.5～42.5kHz 中间）电压幅度最大，此频率即为换能器 S_1、S_2 相匹配频率点，记下该频率值。

（3）转动 S_2 的移动螺柄，逐步增加 L，观察示波器上 S_2 电压的输出变化，当电压达到极大值时，记下 S_2 的位置 L_1。

（4）继续增加 L，达到下一个极大值点，记下 L_2，需测 20 个点（至少 10 个点）。

2. 用相位法测量空气中的声速

（1）利用李萨如图形比较发射信号与接收信号间的相位差。移动接收器，依次记下图形为斜直线时标尺上的读数，连续两次观察到倾角相同的斜直线对应于相位改变了 2π，即对应接收器改变了一个波长的距离。

（2）测量出现同方向斜线的连续 10 个点的位置，用逐差法处理数据。

3. 用时差法测量空气中的声速

实验中超声波的发射形式是单脉冲，可确定精确的发射时点。但在接收端由于被接收到的单脉冲激发出余振，单脉冲引起的是衰减振荡，其余振可以在两个探头间产生共振，对接收时点的测定产生了干扰，故测量中必须避免将探头停在共振的位置上。是否出现共振可通过示波器看出。

（1）将面板上"测试方法"确定为脉冲波，"传播介质"确定为空气（S_1 和 S_2 间距大于 10cm）。

（2）调节"接收增益"，在接收增益尽量小的前提下，做到时间读数约在 400μs 且读数稳定。记录此时的距离值 L_1 和显示时间 t_1。

（3）移动 S_2 到另一点（L_2）并调节"接收增益"，保持信号幅度不变，记录 L_2 和 t_2。

（4）重复步骤（3），约测量六七个点，记录下各次的 L_i、t_i，可用下式计算声速：

$$v = \frac{L_i - L_1}{t_i - t_1}$$

4. 用时差法测量液体中的声速

（1）选用加水的测量仪器。

（2）将面板上"传播介质"确定为液体。

（3）调节"接收增益"，在接收增益尽量小的前提下做到时间读数约在 $100\mu s$ 且读数稳定。

（4）重复实验内容 3 中的（3）和（4）。

【注意事项】

1. 测量时应调节螺杆使 S_2 移动，并避免回轮误差。

2. 使用液体为介质测声速时，应避免液体接触到其他金属件和容栅数显尺上，以免损坏仪器。

3. 应避免信号源的信号输出端短路。

4. 用时差法测量时，S_1 和 S_2 之间的距离要大于 10cm 再开始测量。

【思考题】

1. 为什么换能器要在谐振频率条件下进行声速测定？

2. 要让声波在两个换能器之间产生共振必须满足哪些条件？

3. 测量波长时，为何要测量几个半波长的总长？

4. 测量声速实验中，用晶体管毫伏表代替示波器，测接收换能器的输出电压，如何测量波长？

【附录】

声速是声波在介质中传播的速度，其中声波在空气中的传播比较重要，空气可以视为理想气体，声波在空气中的传播速度为

$$v = \sqrt{\frac{\gamma \cdot R \cdot T}{M}} \tag{4-2-13}$$

式中，γ 是空气比定压热容和比定容热容之比（$\gamma = c_p / c_V$）；R 是摩尔气体常数；M 是气体相对分子质量；T 是热力学温度。

由式（4-2-13）可见，温度是影响空气中声速的主要因素。如果忽略空气中水蒸气及其他夹杂物的影响，在 0℃（$T_0 = 273.15K$）时的声速为

$$v_0 = \sqrt{\frac{\gamma \cdot R \cdot T_0}{M}} = 331.45 \text{m/s} \tag{4-2-14}$$

在 t（℃）时的声速

$$v_t = v_0 \sqrt{\left(1 + \frac{t}{273.15}\right)} \tag{4-2-15}$$

实验三　用示波器研究简谐振动的合成

【实验目的】

1. 熟悉 XD2 低频信号发生器的使用方法。
2. 进一步加深对简谐振动合成的理解。
3. 通过示波器观察简谐振动的合成波形图。

【实验器材】

XD2 低频信号发生器、双踪示波器、导线若干。

【预习提示】

1. 预习示波器和低频信号发生器的使用。
2. 预习简谐振动的合成。

【实验原理】

在实际问题中，常常遇到一个物体或质点同时参与几个振动的情况，此时该物体或质点的振动就是几个振动合成后的振动。例如，两列水波同时传到水面上某处时，该处的水就同时参与两个振动，这时该处水的振动就是这两个振动合成后的振动。一般情况下，振动的合成是很复杂的，该实验只讨论几种特殊情况下的简谐振动的合成。

1. 同方向同频率的两个简谐振动的合成

设一个质点在一条直线上同时进行两个独立的同频率的简谐振动，横坐标表示时间 t，纵坐标表示位移 x，原点为质点的平衡位置，则在 t 时刻的振动方程分别为

$$\begin{cases} x_1 = A_1\cos(\omega t + \phi_1) \\ x_2 = A_2\cos(\omega t + \phi_2) \end{cases} \tag{4-3-1}$$

式中，A_1、A_2 和 ϕ_1、ϕ_2 分别表示两个简谐振动的振幅和初相位；ω 表示它们的角频率。则在任意时刻质点合振动的位移为两个分振动位移的代数和，即

$$x = x_1 + x_2 = A_1\cos(\omega t + \phi_1) + A_2\cos(\omega t + \phi_2) \tag{4-3-2}$$

合振动方程为

$$x = A\cos(\omega t + \phi) \tag{4-3-3}$$

式中，A 和 ϕ 的值分别为

$$A = \sqrt{A_1^2 + A_2^2 + 2A_1A_2\cos(\phi_2 - \phi_1)} \tag{4-3-4}$$

$$\tan\phi = \frac{A_1\sin\phi_1 + A_2\sin\phi_2}{A_1\cos\phi_1 + A_2\cos\phi_2} \tag{4-3-5}$$

由此可以看出，两个同方向、同频率的简谐振动的合成仍然是简谐振动，其振动方向和振动频率与原来的两个分振动相同。

由式(4-3-4)和式(4-3-5)可知，合振动的振幅与原来两个振动的振幅以及两振动的相位差$(\phi_2 - \phi_1)$有关，下面就合振幅情况进行讨论：

1）若两振动同相，即相位差 $\phi_2 - \phi_1 = \pm 2k\pi, k = 0, 1, 2, \cdots$，则有

$$A = \sqrt{A_1^2 + A_2^2 + 2A_1A_2\cos(\phi_2 - \phi_1)}$$
$$= \sqrt{A_1^2 + A_2^2 + 2A_1A_2} \qquad (4\text{-}3\text{-}6)$$
$$= A_1 + A_2$$

即合振动的振幅为原来两个振动振幅之和，此时合振幅最大，如图 4-3-1 所示。

2）若两振动反相，即相位差 $\phi_2 - \phi_1 = \pm(2k+1)\pi, k = 0, 1, 2, \cdots$，则有

$$A = \sqrt{A_1^2 + A_2^2 + 2A_1A_2\cos(\phi_2 - \phi_1)}$$
$$= \sqrt{A_1^2 + A_2^2 - 2A_1A_2} \qquad (4\text{-}3\text{-}7)$$
$$= |A_1 - A_2|$$

即合振动的振幅最小，为原来两个分振动的振幅之差的绝对值，如图 4-3-2 所示。若 $A_1 = A_2$，则 $A = 0$，说明两振动合成的结果使该质点处于静止状态。

图 4-3-1　两个同相简谐振动的合成

3）当相位差为其他任意值时，$-1 < \cos(\phi_2 - \phi_1) < 1$，则合振动的振幅在 $A_1 + A_2$ 与 $|A_1 - A_2|$ 之间，即合振幅介于最大和最小之间，如图 4-3-3 所示。

图 4-3-2　两个反相简谐振动的合成　　　　图 4-3-3　两个任意相位差简谐振动的合成

2. 同方向不同频率的简谐振动的合成

如果两个同方向的分振动的初相位相同，频率很高、很接近，且有 $\omega_2 > \omega_1$，那么它们的合振动的振幅将随着时间缓慢地作周期性的变化，时而加强时而减弱。通常把这种由于振幅随时间周期性地变化，使振动时而加强时而减弱的现象称为拍。单位时间内振动加强或减弱的次数叫拍频。

设在 x 轴上两个不同频率的简谐振动的振动方程分别为

$$\begin{cases} x_1 = A\cos(\omega_1 t + \phi_0) \\ x_2 = A\cos(\omega_2 t + \phi_0) \end{cases} \qquad (4\text{-}3\text{-}8)$$

根据运动的叠加原理，两者的合振动方程是

$$x = x_1 + x_2 = A\cos(\omega_1 t + \phi_0) + A\cos(\omega_2 t + \phi_0) \tag{4-3-9}$$

用三角函数的等式关系将上式进行变换，得

$$x = 2A\cos\left(\frac{\omega_2 - \omega_1}{2}t\right)\cos\left(\frac{\omega_2 + \omega_1}{2}t + \phi_0\right) \tag{4-3-10}$$

由于 ω_1 和 ω_2 很高且很接近，且有 $\omega_2 > \omega_1$，则 $\omega_2 - \omega_1$ 要远远小于 ω_1 或者 ω_2，因此上式中 $\cos\left(\frac{\omega_2 - \omega_1}{2}t\right)$ 随时间 t 缓慢地变化。而 $\frac{\omega_1 + \omega_2}{2}$ 又可以近似地看成 $\frac{\omega_1 + \omega_2}{2} \approx \omega_1 \approx \omega_2$，因此合振动可以近似地看成是振幅为 $\left| 2A\cos\left(\frac{\omega_2 - \omega_1}{2}t\right) \right|$，角频率为 $\frac{\omega_1 + \omega_2}{2} \approx \omega_1 \approx \omega_2$ 的简谐振动。

由于振幅随时间在作周期性的缓慢的变化，所以振动出现时强时弱的拍现象，如图 4-3-4 所示。

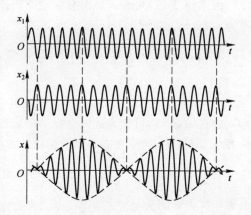

图 4-3-4　拍

3. 两个同频率、相互垂直的简谐振动的合成

设有两个相互垂直的、相同频率的简谐振动，它们的振动方向分别沿着 x 轴和 y 轴进行，振动方程可分别表示为

$$\begin{cases} x = A_1\cos(\omega t + \phi_1) \\ y = A_2\cos(\omega t + \phi_2) \end{cases} \tag{4-3-11}$$

将上两式消去参量 t，整理后即得在 xy 平面内合振动的轨迹方程

$$\frac{x^2}{A_1^2} + \frac{y^2}{A_2^2} - 2\frac{xy}{A_1 A_2}\cos(\phi_2 - \phi_1) = \sin^2(\phi_2 - \phi_1) \tag{4-3-12}$$

上述方程为椭圆方程，所以一般情况下，两个相互垂直的、同频率的简谐振动的合振动的轨迹是椭圆。椭圆的形状与两简谐振动的振幅和相位差有关，与它们的频率无关。下面讨论几种特殊情况。

1）当 $\phi_2 - \phi_1 = 0$ 时，即两振动同相。在这种情况下，式（4-3-12）可变为

$$\frac{x^2}{A_1^2} + \frac{y^2}{A_2^2} - 2\frac{xy}{A_1 A_2} = 0 \tag{4-3-13}$$

或

$$\left(\frac{x}{A_1} - \frac{y}{A_2}\right)^2 = 0 \tag{4-3-14}$$

因此有

$$y = \frac{A_2}{A_1}x \qquad (4\text{-}3\text{-}15)$$

由式(4-3-15)可知，此时合振动的轨迹是一条过坐标原点的直线，其斜率为 A_2/A_1，如图4-3-5a 所示。

2）当 $\phi_2 - \phi_1 = \pi$ 时，即两振动反相。则式(4-3-12)可变为

$$\left(\frac{x}{A_1} + \frac{y}{A_2} \right)^2 = 0 \qquad (4\text{-}3\text{-}16)$$

因此有

$$y = -\frac{A_2}{A_1}x \qquad (4\text{-}3\text{-}17)$$

由式(4-3-17)可知，此时合振动的轨迹也是一条过原点的直线，该直线的斜率为 $-A_2/A_1$，如图4-3-5b 所示。

3）当 $\phi_2 - \phi_1 = \frac{\pi}{2}$ 时，式(4-3-12)可变为

$$\frac{x^2}{A_1^2} + \frac{y^2}{A_2^2} = 1 \qquad (4\text{-}3\text{-}18)$$

由式(4-3-18)可知，此时合振动的轨迹是以坐标轴为主轴的椭圆，如图4-3-5c 所示，椭圆上的箭头表示质点运动的方向。

4）当 $\phi_2 - \phi_1 = -\frac{\pi}{2}$ 时，合振动的轨迹仍为椭圆，但此时质点的运动方向与上例相反，如图4-3-5d 所示。

图 4-3-5　两个同频率、相互垂直的简谐振动的合成

当相位差为 $\phi_2 - \phi_1 = \pm \frac{\pi}{2}$ 时，如果两个振动的振幅相等，即 $A_1 = A_2$，则此时合振动的轨迹将由椭圆变成圆。

4. 相互垂直不同频率的简谐振动的合成

一般情况下，两个相互垂直的不同频率的简谐振动的合振动比较复杂，而且其合振动的轨迹不再是一种稳定的图形。

如果两个简谐振动的频率相差较大，但频率成简单的整数比，则合振动的轨迹为稳定的有一定规则的封闭曲线，这种曲线称为李萨如图形。图形的形状与两简谐振动的频率和初相位差有关。如图 4-3-6 所示，给出了两个相互垂直的、不同频率比的简谐振动的合成图形。这些图形可以通过示波器来观察。

图 4-3-6　李萨如图形

【实验内容】

1. 了解 XD2 低频信号发生器主要技术指标、主要电路的工作原理以及仪器使用的注意事项，熟悉面板上各旋钮的功能，掌握该仪器的使用方法。

2. 简谐振动合成的观测。

（1）确定需要测试的频率，将所确定的频率填入表 4-3-1 中。

（2）通过 XD2 低频信号发生器上相应的功能键调节所需频率。

（3）通过示波器观测两个同方向、同频率的简谐振动的合成。

（4）通过示波器观测两个同方向、不同频率的简谐振动的合成。

（5）通过示波器观测两个相互垂直、同频率的简谐振动的合成。

（6）通过示波器观测两个相互垂直，频率比分别为 1:1、2:1、3:1 的简谐振动的合成。

【数据记录与处理】

1. 将确定的频率填入表 4-3-1 中。

表 4-3-1　频率与幅度值

通道	CH2	CH1	CH2	CH1	CH2	CH1	CH2	CH1
幅度/V								
频率/Hz								

2. 分别描绘出通过示波器观测的简谐振动的合成的波形图，并将观测到的波形与理论波形相对比，若存在差异，分析其原因。

【注意事项】

1. 在使用仪器前，最好先将其预热 2min 左右，使仪器的各项指标都达到最佳状态。

2. 注意改变相位差。

3. 注意不同情况下的频率关系。

【思考题】

1. 为什么可以用正弦信号来演示简谐振动的合成？

2. 什么是拍现象？

3. 怎样才能得到稳定的李萨如图形？

实验四　全息照相

【实验目的】

1. 了解全息照相的基本原理和主要特点。

2. 掌握全息照相的实验技术。

3. 学会全息图再现的方法。

【实验器材】

全息实验台（包括激光器及其电源、各种镜头支架、十字毛玻璃屏、载物台、底片夹等部件和固定这些部件所用的磁性底座）、被摄物体、电子快门及定时器、全息照相感光胶片（全息干板）、暗室冲洗胶片的器材等。

【预习提示】

1. 学习全息照相的记录和再现原理。

2. 了解光干涉的必要和充分条件。

3. 了解实验的基本过程及注意事项。

【实验原理】

全息照相是指将物体的全部信息（光波的强度、频率及相位等）进行照相记录，并可实现全部信息再现的技术。全息照相最早是由伽伯（D. Gabor）于1948年提出的，但是由于光源的限制（全息照相要求光源有很好的时间相干性和空间相干性），因此相关的研究进展缓慢。20世纪60年代以后，激光的出现提供了高度相干的强光源，使并不太引人注目的全息研究工作得到迅速发展。目前，全息技术在干涉计量、信息存储、光学滤波以及光学模拟计算等方面得到了越来越广泛的应用。伽伯也因此获得了1971年度的诺贝尔物理学奖。在医学上，全息照相也得到了广泛的应用，例如在眼科，一张全息眼底照片包含的信息量是普通照片的几百倍。

1. 全息照相与全息照相术

全息照相与普通照相无论在原理上还是方法上都有本质的差别。普通照相通常是通过照相机物镜成像，在感光底片平面上将物体发出的或它散射的光波（通常称为物光）的强度分布（即振幅分布）记录下来，由于底片上的感光物质只对光的强度有响应，对相位分布不起作用，所以在照相过程中把光波的相位分布这个重要的信息丢失了。因而，在所得到的照片中，物体的三维特征消失了，不再存在视差，改变观察角度时，并不能看到像的不同侧面。全息技术则完全不同，由全息术所产生的像是完全逼真的立体像（因为同时记录下了物光的强度分布和相位分布），当以不同的角度观察时，就像观察一个真实的物体一样，能够看到像的不同侧面，也能在不同的距离聚焦。

全息照相在记录物光的相位和强度分布时，利用了光的干涉。从光的干涉原理可知，当两束相干光波相遇而发生干涉叠加时，其总强度不仅依赖于每一束光各自的强度，同时也依赖于这两束光波之间的相位差。在全息照相中就是引进了一束与物光相干的参考光，使这两束光在感光底片处发生干涉叠加，感光底片将与物光有关的振幅和相位分别以干涉条纹的反差和条纹的间隔形式记录下来，经过适当的处理，便得到一张全息照片。

2. 全息照相的基本过程

全息照相包含两个过程：一是把物体光波的全部信息记录在感光材料上，称为波前全息记录（拍摄）过程；二是利用所选定的光源，照明已记录全部信息的感光材料，使其再现原始物体的过程，称为物光波前再现过程。

（1）波前的全息记录　利用干涉的方法记录物体散射的光波在某一个波前平面上的合振幅分布，这就是波前的全息记录。通过干涉方法能够把物体光波在某波前的相位分布转换成光强分布，从而被照相底片记录下来。我们知道，两个干涉光波的振幅比和相位差决定着干涉条纹的强度分布，所以在干涉条纹中就包含了物光波的振幅和相位

图 4-4-1　漫反射全息光路图

信息。典型的全息记录装置光路如图 4-4-1 所示。从激光器发出的相干光波被分束镜分成两束，一束经反射、扩束后照在被摄物体上，经物体的反射或透射的光再射到感光底片（即全息干板）上，这束光称为物光波；另一束经反射、扩束后直接照射在感光底片上，这束光称为参考光波。由于这两束光是相干的，所以在感光底片上就形成并记录了明暗相间的干涉条纹。干涉条纹的形状和疏密反映了

物光的相位分布的情况，而条纹明暗的反差反映了物光的振幅，感光底片上将物光的信息都记录下来了，经过显影、定影处理后，便形成与光栅相似结构的全息图——全息照片。所以全息图正是参考光波和物光波干涉图样的记录。

（2）物光波前的再现　物光波前的再现利用了光波的衍射效应，如图 4-4-2 所示。用一束参考光（在大多数情况下与记录全息图时用的参考光波完全相同）照射在全息图上，就好像在一块复杂光栅上发生衍射，在衍射光波中将包含原来的物光波，因此当观察者迎着物光波方向观察时，便可看到物体的再现像。这是一个虚像，它具有原始物体的一切特征。此外还有一个实像，称为共轭像。应该指出，共轭波所形成实像的三维结构与原物并不完全相似。

3. 全息照相的主要特点和应用

（1）全息图的立体视觉特性
全息图再现的被摄物体是一幅完全
逼真的三维立体图像。因此，若移
动眼睛从不同角度去观察，就好像
面对原物体一样，可看到原来被遮
住的侧面。

（2）全息图的可分割性　全息
图打碎后，只要任取一小片，照样
可以用来重现物光波。犹如通过小
窗口观察物体那样，仍能看到物体
的全貌。这是因为全息图上的每一

图 4-4-2　物光波前的再现

个小的局部都完整地记录了整个物体的信息（每个物点发出的球面光波都照亮整个感光底片，并与参考光波在整个底片上发生干涉，因而整个底片上都留下了这个物点的信息）。当然，由于受光面积减少，成像光束的强度要相应地减弱，而且由于全息图变小、边缘的衍射效应增强，必然会导致像的质量下降。

（3）全息图的多重记录性　在一次全息照相拍摄曝光后，只要稍微改变感光胶片的方位（如转过一定角度，或改变参考光的入射方向），就可以在同一张感光胶片上进行第二次、第三次的重叠记录。再现时，只要适当转动全息图即可获得各自独立互不干扰的图像。

由于全息照相技术具有上述独特之处，因此，在许多领域中已得到较广泛的应用。如利用全息图的立体视觉特性，可作三维显示、立体广告、立体电影、立体电视等，利用全息图的可分割性和多重记录特性，可作信息存贮、全息干涉计量、无损检测和测量位移等。

4. 实验条件

为了实现全息照相，实验装置必须具备下述的三个基本条件：

（1）一个好的相干光源　全息原理在 1948 年就已提出，但由于没有合适的光源而难以实现。激光的出现为全息照相提供了一个理想的光源，这是因为激光具有很好的空间相干性和时间相干性。一般实验中常采用氦氖激光器作为光源，其波长为 632.8nm，其相干长度约为 20cm。为了保证物光和参考光之间良好的相干性，应尽可能使两光束的光程接近，一般要求光程差不超过 4cm，以使光程差在激光的相干长度内。

（2）一个稳定性较好的防震台　由于全息底片上所记录的干涉条纹很细，相当于波长量级，在照相过程中极小的干扰都会引起干涉条纹的模糊，不能形成全息图，因此要求整个光学系统的稳定性良好。从布拉格法则可知，条纹宽度为

$$d = \frac{\lambda}{2\sin\left(\dfrac{\theta}{2}\right)}$$

由此公式可以估计一下条纹的宽度。当物光与参考光之间的夹角 $\theta = 60°$ 时，$\lambda = 632.8$nm，则 $d = 0.6328\mu$m。可见，在记录时条纹或底片移动 1μm，将不能成功地得到全息图。因此在记录过程中，光路中各个光学元件（包括光源和被摄物体）都必须牢牢固定在防震台上。从公式可知，当 θ 角减小时，d 增加，抗干扰性增强。考虑到再现时使衍射光和零级衍射光能分得开一些，θ 角要求大于 30°，一般取 45°左右。还有适当缩短曝光时间，保持环境安静都是有利于记录的。

（3）高分辨率的感光底片　普通感光底片由于银化合物的颗粒较粗，每毫米只能记录几十至几百条，要记录全息照相的细密干涉条纹，必须采用高分辨率的感光底片（一般采用条纹宽度 d 的倒数表示空间频率或感光材料的分辨率）。

【实验内容】

1. 全息记录

（1）调节防震台。分别对三个低压囊式空气弹簧充气，注意三个气囊充气量要大致相同，然后成等腰三角形放置，气嘴应向外。然后再把钢板压上。用水平仪测量钢板的水平度，如果不平，可稍稍放掉某个气囊中的一些空气，直到调平为止。

（2）打开激光器，参照图 4-4-1 安排光路。安排光路时，应使物光路与参考光路的光程大致相同，利用扩束镜将物光束扩展到一定程度使被摄物体各部分得到均匀照明，参考光束也应加以扩展使底版有均匀的照明。

（3）关上照明灯（可开暗绿灯），确定曝光时间，调好定时曝光器。可以先练习一下快门的使用。

（4）关闭快门挡住激光。将底片从暗室中取出装在底片架上，应注意使乳胶面对着光的入射方向。静置 3min 后进行曝光。曝光过程中绝对不准触及防震台，并保持室内安静。

（5）显影及定影。显影液采用 D-19，定影液采用 F-5，它们由实验室提供。如室温较高，显影后底片应放在 5% 冰醋酸溶液中停显后再定影。显影、定影温度以 20℃ 最为适宜。显影时间 2~3min，定影时间 5~10min。定影后的底片应放在清水中冲洗 5~10min（长期保存的底片定影后要冲洗 20min 以上），晾干。

2. 物像再现

将全息照片放回原处，遮住物光，用参考光束照亮全息片，可观察到：

（1）物的虚像——+1 级衍射光，在全息片后，用眼睛直接观察，在原物处有物的虚像。改变观察角度，看到虚像有何不同？通过有小孔的纸片观察在不同的部位看到的虚像有无不同。改变参考光束的强弱与远近，观察看到的情况有何不同。

（2）物的共轭像—— −1 级衍射光（在 0 级光的另一侧），用毛玻璃屏接收物体的共轭实像。

【思考题】

1. 全息照相与普通照相有哪些不同？全息图的主要特点是什么？

2. 在没有激光进行再现的条件下，如何检验干板上是否记录了信息？

3. 三维全息图与平面全息图的主要区别是什么？

4. 为何在拍摄全息图时，需要考虑参考光束与物光光束的光强比？

【附录】

（一）D-19 显影液

1. 配方

（1）温水 50℃	800ml
（2）米土尔	2g
（3）无水亚硫酸钠	72g
（4）对苯二酸	8.8g
（5）无水碳酸钠	4.8g
（6）溴化钾	4g

2. 配制

将上述药品按配方放入容器中，充分搅拌，每加一种药品完全溶解后，再加另一种药品。否则所配的显影液易产生浑浊致使效果变差，最后加水至 1000ml 充分混合，室温 4℃ 避光保存。

（二）F-5 定影液

1. 配方

（1）温水 60~70℃	600ml
（2）结晶硫代硫酸钠	240g
（3）无水亚硫酸钠	15g
（4）醋酸 30%	45ml

(5)硼酸　　　　　　　　　　　　7.5g

(6)铝钾矾　　　　　　　　　　　　15g

2. 配制

配制方法同上。

实验五　B型超声波诊断仪的基本原理及其声像图观察

【实验目的】

1. 了解超声波诊断的物理基础。

2. 了解 B 型超声波诊断仪的基本原理。

3. 学习 B 型超声波诊断仪的使用方法。

【实验器材】

KX2000A 便携式超声波诊断仪。

该诊断仪结构如图 4-5-1 所示，主要技术指标如表 4-5-1 所示。

图 4-5-1　KX2000A 便携式超声诊断仪

表 4-5-1　KX2000A 超声波诊断仪技术指标(便携式、电子线阵)

名　称	指　标
图像处理	采用可变孔径、多段聚焦和数字扫描变换(DSC)边缘增强及前处理等高新图像处理技术，具有图像冻结(B、M)、左右翻转、图像负片功能
应用范围	腹部、心脏
扫描方式	电子线阵
显示模式	B、B/B、B/M、M
探头频率	3.5MHz
探测深度	大于170mm
图像灰阶	256

（续）

名　　称	指　　标
轴向分辨力	不大于 1mm
侧向分辨力	不大于 2mm
几何位置精度	小于 5%
视频模式	PAL 制
监视器	7 英寸
图像倍率	×1.0、×1.2、×1.5
增益	0～100dB，连续可调
深度提升	实时调节（电位器调节）
近、远场增益	连续可调
体位标记	8 种
图像显示	自动时钟、病历编号、年龄、性别、灰度标尺、方向标记
测量功能	距离、周长、面积、斜率、心率、周期，采用键盘和鼠标两种操作方式
产科表	5 种 BPD（双顶径）、CRL（头臀长度）、GS（孕囊）、FL（股骨长）、EDD（预产期）
电源适应范围	电压 220(1±10%)V，频率 50Hz±1Hz，具有过压、过流和断电保护功能
输入功率	80W
外形尺寸	410mm×310mm×260mm（长×宽×高）
重量	7.0kg
轨迹球	有
可外接选配件	视频图像打印机

【预习提示】

1. 了解 B 型超声波诊断仪的基本原理和使用方法。

2. 了解 B 型超声波诊断仪测量距离、周长、面积的方法。

3. 熟悉 B 型超声波诊断仪的结构及各部分功能。

【实验原理】

目前，超声诊断已广泛应用于眼、脑、肝、脾、胆、肾、子宫、胎儿、心脏等部位疾病的诊断或辅助诊断。由于超声诊断时所用的超声波具有声强小、对人体无损伤、操作简便、显示迅速准确等特点，所以它已成为临床诊断的重要手段之一。

1. 超声诊断的物理基础

超声波是指振动频率大于 $2×10^4$Hz 的声波，其每秒的振动次数（频率）很高，超出了人耳听觉的上限（$2×10^4$Hz），超声波是人耳听不到的声音。超声和可闻声本质上是一致的，它们的共同点为，都是一种机械振动，通常以纵波的方式在弹性介质内传播，是一种能量的传播形式；其不同点是，超声频率高，波长短，在一定距离范围内沿直线传播，具有良好的束射性和方向性。

超声诊断的主要原理是利用超声波在生物组织中的传播特性，亦即从超声波与生物组织相互作用后的声信息中提取所需的医学信息。当利用超声波诊断仪向人体组织中发射超声波，超声波遇到各种不同的物理界面时，便可产生不同的反射、散射、折射、吸收和衰减的信号差异。可以将这些不同的信号差异加以接收、放大和信息处理，显示各种可供分析的图像，从而进行医学诊断。

超声波在介质中传播时，其传播速度 c 与介质的声阻抗 Z、介质的密度 ρ 之间的关系为

$$Z = \rho c \tag{4-5-1}$$

当超声波在两种介质的分界面上垂直入射时，其反射波的强度 I_2 与入射波的强度 I_1 之比称为超声波强度的反射系数 α_2，它取决于两种介质声阻抗的差值，其公式如下：

$$\alpha_2 = \frac{I_2}{I_1} = \left(\frac{Z_1 - Z_2}{Z_1 + Z_2}\right)^2 \tag{4-5-2}$$

不同的介质有不同的声阻抗。由上式可见，两种介质的声阻抗差值越大，其分界面上的反射波越强，这正是超声波诊断的依据。

2. 超声换能器

任何一种形式的超声波诊断仪，都有一个超声换能器，俗称探头，它的功能是将高频电能转换成机械能，用以向人体辐射超声波，又可以接收从人体内反射回来的超声波，将其转换成易于检测的电信号。所以，它既是超声波的"出口"处，又是超声波的"入口"处。医用超声诊断换能器的压电材料，按物理结构分为四大类：压电单晶体(如铌酸锂、酒石酸钾钠等)、多晶体(又称压电陶瓷，如偏铌酸铅、锆钛酸铅等)、高分子聚合物(如聚偏二氟乙烯)和复合压电材料(聚偏二氟乙烯和锆钛酸铅复合)等。B 型超声波诊断仪根据扫描方式不同又分为机械扇扫、电子线阵扫描、电子相控阵扫描(电子扇扫)、电子凸阵扫描、机械径向扫描等。

3. B 型超声波诊断仪的工作原理

医用超声波诊断仪是将声纳原理和雷达技术相结合而产生的医疗仪器。其基本原理是，高频超声脉冲波辐射到生物体内，由生物体内不同界面反射出不同波形并转换成图像，从而判断生物体内是否有病变。超声波诊断仪由起初的一维超声扫描显示，发展为二维甚至三维、四维的超声扫描和显示，大大增加了回波信息量，使生物体内的病灶清晰、易辨。

超声波诊断仪按其工作原理大致可分为三种：反射法(脉冲波)、多普勒法和透射法。B 型超声波诊断仪采用了反射法的切面声像图显示。

超声波脉冲反射法是把几兆赫至十几兆赫的高频超声脉冲发射到生物体内，然后再接收来自生物体内的反射波(回波)的方法，此法也称为脉冲回波法。检

测回波脉冲可以获得超声波在介质内反射界面的位置。设脉冲反射到回波接收之间的时间间隔为 t、声速为 c、超声回波的距离为 s（则声脉冲一往一返通过的路径为 $2s$），如图 4-5-2a 所示。由关系式

$$t = \frac{2s}{c} \tag{4-5-3}$$

可知，若测定了时间 t，就可确定界面位置。

脉冲回波显示在屏幕上，能显示体内有关结构信息，显示的类型有两种，一种是以回波波强幅度曲线显示（回声图）；另一种是以回波构成的图像显示（声像图）。如图 4-5-2b 所示，假如接收到的第一个回波是从腹壁反射的，第二个回波是从脏器前壁反射的，第三个回波是从脏器后壁反射的，第四个

图 4-5-2　超声图像显示原理

回波是从椎骨反射的，则从图 4-5-2 中可以看出脏器后壁反射的回波比前壁反射的回波微弱，这是因为超声在人体内传播时，随着深度的增加而减弱。但从椎骨反射的回波强度为何反而增强呢？这是因为椎骨能将超声能量大部分反射回来，而软组织只能反射很少的一部分。图 4-5-2a 为 A 型超声波诊断仪显示的回波强度的幅度曲线图形，图 4-5-2b 为 B 型超声波诊断仪中采用的以光点形式显示的回波。每个光点的位置对应回波返回所经历的不同时间，而每一个光点的亮度表示所接收到的回波的强度。

4. B 型超声波诊断仪的基本电路

B 型超声波诊断仪的电路（图 4-5-3）与 A 型超声波诊断仪的电路基本相同。不同的是，B 型采用辉度调制型。探头发出的超声束在传播途径中，遇到各个界面所产生的一系列散射和反射的回波信号加在电子枪阴极或控制栅极上（显示器的 Z 轴），不同深度上的回波对应图像上的一个个光点，光点的亮度由回波幅度线性控制。显示器自上而下的一串光点则表示在各个深度界面上的回波。当声束沿一直线匀速平移时，由于荧光屏采用长余辉荧光材料，相应图像将表现为二维断层形态图像。诊断中用探头扫描时，每一声束线上的光点群，依次分布形成一幅切面声像图。回声形态按回波信号在显示器上所形成的光点分布和聚集状态，可划分为光团、光环、光斑、光带、光点。

【实验内容】

1. 接好电源线、地线、探头的连线。

2. 打开电源开关，显示灯亮后即可进行操作。

3. 将增益旋钮旋转至中间位置。

4. 设定诊断深度，将控制杆调至适当位置。

图 4-5-3　B 型超声波诊断仪方框图

5. 调好荧光屏上的亮度、对比度，调节好超声波束焦点像大小。调好动态范围，选择图像的大小。

6. 将超声导声胶涂在病人的待测部位。

7. 用右手握住探头，垂直放在检查部位，并在附近来回移动。

8. 将扫描调整旋钮调好，使荧光屏上所显示的不同深度的图像具有相同亮度。

9. 旋转 CALIPER1 和 CALIPER2，使游标光点跟踪病灶部位并卡住待测体两端，荧光屏上便立即显示出被测物大小的数字。

10. 若需拍下诊断部位的断层图像，并在照片上记下时间、日期、姓名、内脏名称等，按下对应的薄膜开关便可达到目的。

【注意事项】

1. 开机使用前必须连接好探头，而且使用过程中绝对不能取下探头。

2. 不能碰击探头，使用完毕应用细布轻轻擦净探头表面，或用专用清洁剂清除粘在表面的导声胶，以备下次再用。

3. 接电源时注意主机要求的电压值，勿插错电源，最好用稳压电源，保证主机正常工作。

【思考题】

1. 为什么 B 超检查时探头要经常变换角度，以获得清晰图像？

2. 为什么肺脏疾病不可做超声辅助诊断检查？

3. B 型超声波诊断仪与 A 型超声波诊断仪相比有哪些优点？

实验六　心电图实验

【实验目的】

1. 了解心电图的概念和临床意义。

2. 理解心电图产生原理和心电向量的概念。

3. 掌握 12 导联的组成及正确安放位置。

4. 掌握心电图各波段的命名，并说明其意义。

5. 掌握正常心电图各波形的特点和正常值。

6. 了解心电图的测量方法和步骤。

【实验器材】

心电工作站：计算机主机、显示器、心电数据采集器、导联线一组及心电工作站软件。

【预习提示】

1. 预习心电图产生的原理。

2. 预习心电图的导联体系。

3. 了解典型心电图的波形及其生理意义。

4. 了解测量心电图的过程及注意事项。

【实验原理】

1. 心电图产生原理

心电图（ECG）是利用心电图机从体表记录心脏每一心动周期所产生的电活动变化的曲线图形。心电图反映心脏兴奋的产生、传导和恢复过程中的生物电变化，而与心脏的机械收缩活动无直接关系。

在静息状态下，心肌细胞膜外附有一层带正电荷的阳离子，膜内附有一层带等量负电荷的阴离子，这种现象称为极化状态，如图 4-6-1 所示。膜外电位比膜内电位高，电压差为 90mV，称之为静息膜电位。此时对外不呈现电位变化。

当一端受到阈上刺激时，细胞膜对离子的通透性发生改变。带正电荷的钠离子大量内流，使细胞内外正、负离子的分布发生逆转，使受刺激部位的细胞膜出现除极，如图 4-6-2 所示。

图 4-6-1 极化

除极方向

图 4-6-2 除极

除极过程中该处细胞膜外正电荷消失，而其邻近尚未除极的细胞膜外仍带正电荷，这样就形成一对除极电偶（电偶是两个电荷量相等，符号相反，相距很近的电荷所组成的一个总体。其正电荷叫做电偶的电源，负电荷叫做电偶的电穴）。其电源在前，电穴在后，电流从电源流入电穴，并沿着一定的方向迅速扩展，直到整个心肌细胞除极完成，此过程即为除极过程。

除极过程：当探查电极正对着除极方向时，记录出向上的正向波。

随后，由于细胞的离子转运机制，使细胞膜重新恢复到静息时的极化状态，此过程即为复极过程，如图4-6-3所示。

复极过程中：先除极的部位先复极，复极方向同除极方向，细胞外由负电荷变成正电荷，形成电源在后、电穴在前的电偶，产生由后向前的电流。当探查电极正对复极方向时，记录与除极相反的波形（负向波）。

图4-6-3　复极

复极完毕：无电位差及电流产生，记录出等电位线。

心脏是由多块心肌构成的，一块心肌则是由大量的心肌细胞互相衔接组成的。除极面积越大，小电偶数目越多；反之，除极面积越小，小电偶数目越少。心肌细胞在除极和复极时所产生的电偶既有数量大小，又有方向，因此称为心电向量。复极的心电向量总是和除极方向相反。

瞬间综合心电向量：是指许多心肌细胞同时发生除极和复极所产生的心电向量，也就是我们一般所指的心电向量。

综合心电向量的顶点随着心脏的跳动于一个周期内在空间划过的轨迹，称为空间心电向量环。心电向量环在各个平面上的投影称为平面心电向量，如图4-6-4所示。心电向量环在某一方向上的投影称为心电图，如图4-6-5所示。

图4-6-4　空间心电向量环的
投影模型示意图

图4-6-5　心电图

心脏电位强度的相关因素：①与心肌细胞数量成正比；②与电极位置和心肌细胞间的距离成反比；③与电极的方位和心肌除极的方向所构成的角度有关，夹角越大，电位越弱。

2. 心电图的导联体系

心电图导联：心脏除极、复极过程中产生的心电向量，通过容积导电传至身体各部，并产生电位差，将两电极置于人体的任何两点并与心电图机连接，就可描记出心电图，这种放置电极并与心电图机连接的线路，称为心电图导联（lead）。

心电图的常规导联：心电图的导联体系分肢体导联和胸导联两大部分。其中，肢体导联又分双极肢体导联和单极肢体导联。

（1）双极肢体导联　亦称标准肢体导联，反映两个肢体之间的电位差，包括Ⅰ、Ⅱ、Ⅲ导联。

Ⅰ导联：将人体的左上肢电极与心电图机的正极端相连，右上肢电极与负极端相连，如图 4-6-6 所示。

Ⅱ导联：将人体的左下肢与心电图机的正极端电极相连接，右上肢与心电图机的负极端电极相连接，如图 4-6-7 所示。

图 4-6-6　Ⅰ导联

图 4-6-7　Ⅱ导联

图 4-6-8　Ⅲ导联

图 4-6-9　VR 导联

Ⅲ导联：将人体的左下肢与心电图机的正极端相连，左上肢与心电图机的负极端电极相连，如图 4-6-8 所示。

（2）单极肢体导联　威尔逊（Wilson）提出把左上肢、右上肢和左下肢的三个电位各通过 5000Ω 高电阻，用导线连接在一点，称为中心电端。理论和实践均证明，中心电端的电位在整个心脏激动过程中的每一瞬间始终稳定，接近于零。

将心电图机的负极与中心电端连接，探查电极连接在人体的左上肢、右上肢或左下肢，分别得出左上肢单极导联（VL）、左下肢单极导联（VF）和右上肢单极导联（VR），如图 4-6-9 所示。

戈德伯格（Gold berger）提出在描记某一肢体的单极导联心电图时，将该肢体与中心电端相连接的高电阻断开，这样就可使心电图波形的振幅增加 50%，这种导联方式称为加压单极肢体导联。

（3）胸导联　胸导联亦是一种单极导联，负极为中心电端，探查电极为正极，把探查电极放置在胸前的一定部位，这就是单极胸导联。探查电极的位置通常有 6 点，如图 4-6-10 所示。

这种导联方式，探查电极离心脏很近，只隔着一层胸壁，因此心电图波形振幅较大，常用的几个胸导联包括 V_1 至 V_6 等 6 个导联。V_1、V_2 导联面对右室壁，V_5、V_6 导联面对左室壁，V_3、V_4 介于两者之间。

图 4-6-10　胸导联电极连接位置

V_1：位于胸骨右缘第 4 肋间；

V_2：位于胸骨左缘第 4 肋间；

V_3：位于 V_2 与 V_4 两点连线的中点；

V_4：位于左锁骨中线与第 5 肋间相交处；

V_5：位于左腋前线 V_4 水平处；

V_6：位于左腋中线 V_4 水平处。

3. 典型心电图的波形及其生理意义

心电图记录纸上有横线和纵线划出长和宽均为 1mm 的小方格。纵线上每一小格相当于 0.1mV 的电位差。横向小格表示时间，每一小格相当于 0.04s（即走纸速度为 25mm/s）。

测量电极安放位置和连线方式（称导联方式）不同所记录到的心电图，在波形上有所不同，但基本上都包括一个 P 波，一个 QRS 波群和一个 T 波，有时在 T 波后，还出现一个小的 U 波，如图 4-6-11 所示。

（1）P 波　代表左右心房除极波。窦房结发放的激动最先引起心房除极，心

电图上最先出现的就是 P 波。代表左
右两心房除极时的电位变化。

图 4-6-11　心电图波形

1）方向：窦性 P 波在 Ⅰ、Ⅱ、
aVF、$V_4 \sim V_6$ 导联直立，aVR 导联倒
置，Ⅲ、aVL、$V_1 \sim V_3$ 导联可呈双
相，倒置或低平。正常的 P 波形态在
肢体导联一般呈钝圆形。有时可能有
轻度切迹（正常双峰相距小于
0.03s）。

2）时间：不超过 0.11s

3）电压：肢体导联不超过 0.25mV，胸导联不超过 0.2mV。

4）意义：P 波的时间与电压如超过上述数值即为异常，表示心房增大或房
内传导阻滞。

若 P 波在 aVR 导联为直立，而 Ⅱ、Ⅲ、aVF 导联为倒置，称为逆行型 P 波，
表示激动起源于房室交界区。P 波低平，常无病理意义。

（2）P-R 间期　代表心房开始除极至心室开始除极的时间。

心率在正常范围时，成人 P-R 间期在 0.12~0.20s 之间，在幼儿及心动过速
的情况下，P-R 间期相应地缩短；在老年及心动过缓的情况下，P-R 间期可略延
长，但不超过 0.21s。P-R 间期延长见于房室传导阻滞。P-R 间期短于 0.12s 时
见于预激综合征等。

（3）QRS 波群　代表心室除极波。由三个波紧密相连，第一个向上的为 R
波，在 R 波之前的负向波为 Q 波，R 波之后的负向波为 S 波。代表两心室除极
和最早期复极过程的电位与时间变化。

1）时间：正常成人多为 0.06~0.10s，V_1、V_2 导联的 VAT <0.03s，V_5、V_6
的 VAT <0.05s。QRS 波群时间和室壁激动时间延长常见于心室肥大或心室内传
导阻滞等。

2）波形与电压：因导联不同而异。

aVR 导联可呈 QS、rS、rSr 或 Qr 型。RaVR <0.5mV，如大于这一数值常提
示右室增大。aVL 与 aVF 的 QRS 波群可呈 qR 或 Rs 型，也可呈 rS 型。RaVL <
1.2mV，RaVF <2.0mV。若超过此数值，则提示左室增大。

胸导联 V_1、V_2 导联多呈 rS 型，偶尔可出现 QS 型。RV_1 <1.0mV，R/S <1。
V_5、V_6 导联可呈 qR、qRs、Rs 或 R 型，RV_5 <2.5mV，R/S >1。在 V_3 导联 R
波同 S 波的振幅大致相等。$RV_5 + SV_1 \leqslant 4.0mV$（男性），$\leqslant 3.5mV$（女性），
$RV_1 + SV_5 \leqslant 1.05mV$（1.2mV）。

（4）Q 波　除 aVR 导联可呈 QS 或 Qr 型外，其他导联 Q 波的振幅 <R 波的

1/4，时间 < 0.04s，超过这一标准，称为异常 Q 波，常见于心肌梗死。

QRS 波群的终末与 S-T 段的起始交接点，称为 J 点。J 点大多在等电位线上，通常随 S-T 段的偏移而发生移位。有时可因除极尚未完全结束，部分心肌已开始复极致 J 点上移。还可由于心动过速等原因，使心室除极与心房复极并存，导致心房复极波（Ta 波）重叠于 QRS 波群的后段，从而发生 J 点下移。

（5）S-T 段　从 QRS 的终点至 T 波的起始点的线段，反映心室肌早期复极过程的电位与时间变化。自 QRS 波群的终点至 T 波起始间的线段，表示心室除极刚结束后尚处在缓慢复极的一段短暂时间。

正常的 S-T 段多为一等位线，有时亦可有轻微的偏移，但在任一导联，S-T 段下移不应超过 0.05mV；上升在 $V_1 \sim V_3$ 导联不超过 0.3mV，$V_4 \sim V_6$ 导联与肢体导联均不超过 0.1mV。

S-T 段下移超过正常范围是心肌损害、心肌缺血的征象。S-T 段上升超过正常值且弓背向上，常见于急性心肌梗死，若弓背向下，则见于急性心包炎。

（6）T 波　代表心室晚期复极波。T 波形态钝圆，升支稍长，降支较短。

方向：与 QRS 主波方向一致。在 Ⅰ、Ⅱ、$V_4 \sim V_6$、aVR、Ⅲ、aVL、aVF、$V_1 \sim V_3$ 导联可以向上、双向或向下，但若 V_1 的 T 波向上，则 V_3 导联就不应向下。

振幅：在以 R 波为主的导联中，T 波 > 同导联 R 波的 1/10。胸导联的 T 波有时可高达 $1.2 \sim 1.5$mV。

意义：T 波过高除见于正常人外，也见于心肌梗死早期与高血钾等。在以 R 波为主的导联中，T 波低平或倒置常见于心肌缺血与低血钾等。

（7）Q-T 间期　自 QRS 起点到 T 波终点的一段时间，代表心室肌除极与复极的总时间。心率在 $60 \sim 100$ 次/分时，Q-T 间期的正常范围应在 $0.32 \sim 0.44$s 之间。

意义：Q-T 间期延长见于心肌损害、心肌缺血、低血钾、低血钙等情况，Q-T 间期缩短可见于高血钙、高血钾或洋地黄效应等。

（8）U 波　是在 T 波后 $0.02 \sim 0.04$s 出现的小波，与 T 波方向一致。振幅很小，在肢体导联不易辨认，一般在胸导联特别是 V_3 中较清楚，可高达 $0.2 \sim 0.3$mV。U 波的产生机理尚未明确。U 波明显增高常见于血钾过低。

表 4-6-1 给出了 ECG 的波形及生理意义。

4. 心电图的测量

（1）各波段时间的测量与心率检测　心电图记录纸是由横线和纵线交织形成的 1mm×1mm 的小方格构成的。横向距离代表时间，每 1mm（一小格）代表 0.04s。HR（心率）= 60/P-P（R-R）各波的时间测量应选择波形内缘起点到内缘终点。

表 4-6-1 ECG 的波形及生理意义

名　称	意　义
P 波	两心房兴奋
QRS 波群	心室除极
T 波	两心室复极
P-R 间期	房→室的时间
S-T 段	AP 处于平台期
Q-T 间期	心室除极 + 复极的时间

（2）各波段振幅的检测　纸上纵向距离代表电压，用以计算各波振幅的高度或深度，1 小格为 1mm，代表 0.1mV。正向波形的测量，应以基线的上缘测至波形的顶点之间的垂直距离。负向波形的测量，应以基线的下缘测至波形的顶点之间的垂直距离。

（3）平均心电轴　平均心电轴指心室除极过程中 QRS 波群的综合向量在额面（六轴系统）上投影的方向和强度，它是空间性的。正常心电图的额面平均心电轴指向左下。检测方法有以下两种。

目测法　一般通过观察Ⅰ与Ⅲ导联 QRS 波群的主波方向，可以大致估计心电轴的偏移情况。如Ⅰ和Ⅲ导联的主波都向上，心电轴在 0°~90°之间，表示电轴不偏；如Ⅰ导联的主波向上，Ⅲ导联的主波向下，为电轴左偏；如Ⅰ导联的主波向下，Ⅲ导联的主波向上，则为电轴右偏。

振幅法　分别测出Ⅰ、Ⅲ导联的 QRS 振幅的代数和，然后分别将Ⅰ、Ⅲ导联 QRS 振幅的代数各分别画在Ⅰ、Ⅲ导联轴上，分别作一垂线，两垂线相交于 A 点，将电偶中心 O 点与 A 点相连，OA 即为所求的心电轴。OA 与Ⅰ导联轴正侧段构成的夹角即为心电轴的角度。平均心电轴正常人可变动于 0°~90°之间。心电轴在 0°~30°之间者为"电轴轻度左偏"，−30°~−90°为电轴左偏，见于横位心（肥胖体型、晚期妊娠及重症腹水等）、左心室肥大、左前分支阻滞等。心电轴在 +90°~+110°之间，则称为"电轴轻度右偏"，见于正常垂位心、右心室肥大等；电轴 > +110°为"电轴右偏"，见于左后分支阻滞、重症右心室肥大、部分右心室流出道增大等。

心脏沿其长轴（自心底部至心尖）作顺时针方向（自心尖观察）放置时，使右心室向左移，左心室则相应地被转向后，故自 V_1 至 V_4，甚至 V_5、V_6 均显示右心室外膜 rs 波型。明显的顺时针转位多见于右心室肥厚。

心脏绕其长轴作逆时针方向旋转时，使左心室向前向右移，右心室被转向后，故 V_3、V_4 呈现左心室外膜 Qr 波型。显著逆时针方向转位时，V_2 也呈现 Qr

型，需加做 V_2R 或 V_4R 才能显示出右心室外膜的波形。显著逆时针方向转位多见左心室肥厚。

【实验内容】

1. 接通电源，打开计算机。

2. 单击计算机桌面的心电工作站图标，打开心电工作站软件，输入受试者的姓名、学号等信息。

3. 正确安放电极，连接导连线。受试者静卧于检查床上，摘下眼镜、手表、手机和其他微型电器，全身肌肉放松。在手腕、足踝和胸前首先用酒精消毒，然后涂抹生理盐水再放置引导电极。

连接方式：右手接红色，左手接黄色，左足接蓝色，右足接黑色，胸导联接白色（注意电极上的标示）。

4. 记录心电图：检查基线是否平稳，有无肌电等干扰，一切正常后即可单击记录按钮或采集心电数据按钮。

5. 测量分析心电图：测量受试者的心律、各波的幅值、各段和各间期的时间；正确辨认 P 波，QRS 波群，T 波；测量额面平均心电轴；观察有无窦性心率过缓、不齐以及早搏现象。

【注意事项】

1. 连接线路时，切勿将电源线、导联线和地线等接错位置。

2. 在放置电极处，涂上少许生理盐水或导电膏，导联夹的固定要松紧适宜。

3. 受试者静卧诊察床上。

【思考题】

1. 说明心电图各波的生理意义。

2. 如果 P-R 间期延长而超过正常值，说明什么问题？

3. P-R 间期与 Q-T 间期的正常值与心率有什么关系？

实验七 CT 图像后处理技术的计算机模拟实验

【实验目的】

1. 掌握 DICOM 格式图像与通用标准数字格式图像的转换方法。

2. 掌握二维图像基本处理方法。

【实验器材】

高性能计算机、图像处理软件、打印机等。

【预习提示】

1. 了解图像格式转换基本方法。

2. 了解图像受到噪声干扰时的处理方法。

【实验原理】

目前，大多数影像设备遵从 1993 年美国放射学会（ACR）和美国电器制造协会（NEMA）联合制定的医学数字图像与通信标准 DICOM3.0，由这些符合标准的设备产生的 DICOM 图像是不能利用通用的图像软件直接读取和显示的，有时为了便于与其他计算机软件相兼容及教学研究，需要将 DICOM 图像转换为通用的标准数字图像格式。使用计算机转换程序，在正确读取 DICOM 图像后，通过选择合适的窗宽、窗位，将窗宽范围内的值通过线性或非线性变换转换为小于 256 的值，将 CT 图像转换为 256 色 BMP 图像。然后再通过对图像进行图像配准、图像平滑、图像锐化、图像增强、二值化处理、边缘提取等一系处理，得到理想的二维医学图像。

图像配准是对取自不同时间、不同传感器或者不同视角的同一场景的两幅图像或者多幅图像匹配的过程。

对于受噪声干扰的图像，可用图像平滑的办法来滤除噪声。图像平滑处理方法有空域法和频域法两大类，采用空域滤波中的中值滤波的基本思想是用一个窗口 W 在图像上扫描，把落入窗口内的图像像素按灰度降（升）序排列起来，然后取其中间灰度值代替窗口中心像素的灰度，便完成了中值滤波。用公式表示即

$$g(m,n) = \text{Median}\{f(m-k,n-l),(k,l) \in W\} \tag{4-7-1}$$

通常窗口内的像素为奇数，以便有个中间像素。若窗口像素为偶数，则中值取中间两像素灰度的平均值。

图像增强就是根据某种应用的需要，人为地突出输入图像中的某些信息，从而抑制或消除另一些信息的处理过程。

二值化处理是指将图像的所有像素点使用 0 或 1 表示。图像二值化的目的是最大限度地将图像中感兴趣的部分保留下来，把图像像素作比较，也就是取个阈值 $f(z)$：

① $f > f(z)$，则 f = 白色；

② $f < f(z)$，则 f = 黑色。

选取多大的阈值要根据对二值化后图像的质量要求来定。

【实验内容】

1. 图像格式转换

（1）打开"原始图像"文件夹，浏览 *.dcm 文件。

（2）使用格式转换软件按顺序打开 *.dcm 文件，调整窗宽、窗位，将文件另存为 *.bmp（按顺序编号）。

（3）重复第 2 步操作将 120 幅原始 DICOM 格式图像转换为 BMP 格式图像。

2. 图像预处理

像素与图像数字化。

```
x = imread( 'test1. jpg' );
whos
x
```

基本图像类型的转换。

```
x1 = rgb2gray( x );                    % 将 RGB 图像转换为灰度图像
figure; imshow( x1 );
[ x2, map] = rgb2ind( x, 256);         % 将 RGB 图像转换为索引图像
figure; imshow( x2, map); colormap( map); colorbar( 'horiz');
x3 = im2bw( x1 );                      % 将灰度图像转换为二值图像
figure; imshow( x3 );
g0 = imread( 'test2. bmp');
g1 = imnoise( g0, 'salt & pepper', 0.02);
g1 = im2double( g1 );                  % 加入椒盐噪声
figure; imshow( g1 );
```

【思考题】

1. 什么是图像配准？

2. 什么是图像增强？

3. 什么是二值化处理？

实验八　CT 医学图像的三维重建

【实验目的】

1. 了解图像三维重建的基本思想。

2. 熟悉 CT 医学图像的三维重建过程。

【实验器材】

高性能计算机、图像处理软件、打印机等。

【预习提示】

1. 预习图像处理软件的使用方法及注意事项。

2. 了解三维重建流程。

【实验原理】

所谓三维重建，就是运用计算机图形学和图像处理技术，将计算机断层扫描（CT）等成像设备得到的人体断层二维图像序列，在计算机中重建成三维图像数据，并在屏幕上形象逼真地显示人体器官的立体视图。通过人机交互，可以对重构出的器官图像进行诸如旋转、缩放等操作。

对于这类数据的三维可视化方法，通常可根据绘制过程中数据描述方法的不

同而将其分为三大类：

1）通过几何单元拼接拟合物体表面来描述物体的三维结构的方法，称为表面绘制方法（又称间接绘制方法）。

2）直接将体素投影到显示平面的方法，称为体绘制方法（又称直接绘制方法）。

体绘制技术的中心思想是该方法并不产生等值面，是将体素看成一个半透明物质，并赋予其一定的颜色和阻光度，由光线穿过整个数据场，进行颜色合成。该方法把体数据作为整体直接投射到图像平面上，以得到体数据的全局图像。

与体绘制相对应的是表面绘制。表面绘制的一般过程为：首先在每张图像中勾勒出感兴趣物体的边界，称之为轮廓线，然后建立相邻两张切片中轮廓线的对应关系，由对应轮廓线构造物体表面，所有两两相邻图像之间的表面组成了物体的表面。

3）把既以表面绘制为目标，又采用体绘制原理，或者既以反映数据整体信息为目标，又以几何造型作为显示单元的算法归为第三大类，即混合绘制方法。

CT 医学图像的三维重建流程如图 4-8-1 所示。

图 4-8-1　CT 图像的三维重建流程图

【实验内容】

1. 打开 MATLAB 程序 t1. m、t2. m，根据图像二维处理时转换图像数量调整 t1. m、t2. m 程序命令。

2. 保存修改过的 t1. m、t2. m 程序，将 t1. m 和 t2. m 程序保存至图像格式转换后文件夹。

3. 打开 MATLAB 运行窗口，将 Current Directory 位置定位在图像格式转换后文件夹。

4. 在 Command Window 中输入 run t1。

5. 观察图像格式转换后文件夹中是否生成新文件 mwb. mat。

6. mwb. mat 数据生成后，在 Command Window 中输入 run t2。

7. 等待三维重建结果生成后，使用旋转工具进行图像旋转。

8. 使用放大工具对生成的三维重建结果进行局部放大。

9. 使用抓手工具对生成的三维重建结果进行图像位置移动。

10. 调整好图像后，保存实验结果。

【思考题】

1. 体绘制技术的中心思想是什么？

2. 表面绘制的一般过程有哪几个重要步骤？

实验九　呼吸机的使用

【实验目的】

1. 掌握呼吸机的分类、工作原理与应用。

2. 掌握呼吸机的使用方法。

3. 了解各类通气方式和通气参数的调节。

4. 了解机械呼吸机的临床应用。

【实验器材】

Ⅰ型微型人工呼吸机、DH-140 型动物人工呼吸机、KR-Ⅱ小动物喷射呼吸机、YYQ 氧气筒、常用手术器械、丝线、棉球、"Y"气管插管、兔手术台、10% 水合氯醛。

【预习提示】

1. 复习呼吸的生理过程。

2. 了解呼吸机的原理、使用方法及临床应用。

【实验原理】

1. 呼吸生理介绍

1）呼吸动力学液体或者气体的压力始终是从高压力往低压力弥散的。

2）呼吸运动时，吸气时肺泡压低于气道开口处压力，气体进入肺内；呼气时肺泡压高于气道开口处压力，气体从肺内向外流出。

3）呼吸所产生的压力差。负压呼吸：吸气肌收缩，使肺泡压低于环境大气压，或如"铁肺"置整个身体于密封容器中，用人工方法减少容器中的压力，使胸廓扩张，肺泡压下降，低于大气压而产生吸气。正压呼吸：提高气道开口处的压力，将气体压入肺内。

4）呼吸肌收缩是人体自然呼吸的动力来源。吸气运动是主动的，吸气肌（膈肌）主动收缩，肺与胸廓受牵拉而扩张，导致肺泡压下降。呼气运动是被动的，靠受牵拉组织的弹性回位、势能释放来完成。只有用力快速呼吸或气道阻力增高时，呼气肌才主动收缩。

2. 呼吸机的类型

按照工作原理分：全气动通气机（或称为气控气动通气机）、电子（计算机）控制通气机（或称为电控气动通气机）、全电动通气机。

按照呼气相转换分：压力切换呼气相到一定的设定压力以后向呼气转换；流量切换呼吸相达到一定的流量以后向呼气转换。

3. 呼吸机的临床使用范围

呼吸机在临床上主要可以治疗呼吸衰竭、预防呼吸功能障碍及急救使用。

4. 呼吸机的结构和工作原理

空氧混合器是呼吸机最重要的组成部分，其功能是使氧气和空气混合以后达到一定的氧气浓度，对病人起治疗作用。Ⅰ型微型人工呼吸机的工作原理是用步进电动机作为动力源，通过轴柄驱动支点曲柄摇杆机构，然后带动活塞在气缸内往复排气和吸气。当活塞排气时，压缩空气经输气管道进入人的气管至肺内，当活塞在气缸内吸气时，人排出的废气吸入气缸内经排气阀排出外界。

【实验内容】

1. 气管插管术

（1）动物麻醉（10% 水合氯醛 1g/kg 体重，耳缘静脉注射），仰卧位固定，准备。

（2）用解剖刀在颈部，自甲状软骨下缘，沿正中线作一长 5~7cm 的皮肤切口，暴露胸骨舌骨肌。

（3）血管钳插入左右胸骨舌骨肌之间，作钝性分离（也可用两食指分离）。将两块肌肉向两边拉开，暴露气管。用弯头血管钳将气管与背后的结缔组织分开，穿线备用。

（4）用解剖刀或手术剪在喉头下 2~3cm 处的气管前壁上作一倒"T"字形切口。

（5）如果气管内有血液或分泌物，先用小棉球揩尽，用镊子夹住切口的一角，用适当口径的气管插管，由切口处向胸端插入气管内。用备用线扎牢，并固定在侧管上，以免脱落。

2. 测定兔的呼吸频率和潮气量

（1）熟悉动物呼吸机的功能以及工作原理。

（2）观察麻醉后兔的腹部，测兔的呼吸频率，调节动物呼吸机呼吸频率接近于测定频率。

（3）观察麻醉后兔的腹部的呼吸深度，选择合适的潮气量对兔实行控制呼吸，密切注意兔的临床表现，改变潮气量直到对兔实行控制呼吸时，胸部的呼吸深度与麻醉后兔的腹部的呼吸深度一致为止，此时的潮气量即为该兔的潮气量。

（4）固定兔的正常潮气量，选取不同的呼吸频率，记下兔的临床表现。用同样的方法，固定兔的正常呼吸频率，选取不同的潮气量，记录兔的临床表现。把以上各数值记录到表 4-9-1 中。

表 4-9-1 不同的呼吸频率、不同的潮气量下兔的临床表现

潮气量 \ 呼吸频率	30 次/min	40 次/min	50 次/min	60 次/min
10ml/次				
15ml/次				
20ml/次				
25ml/次				

动物兔的正常潮气量：＿＿ml/次，动物兔的正常呼吸频率：＿＿次/分

【注意事项】

1. 分离胸骨舌骨肌时，血管钳不可插得太深，以免损伤气管和小血管。

2. 气管上的切口不宜大于气管直径的一半。

3. 气管插管前，如气管内有血液或分泌物，要用棉球擦净，以保证呼吸道通畅。

4. 兔的潮气量不能超过 30ml/次，否则容易导致兔子死亡。

实验十 用 GM 管测铅对 γ 射线的吸收曲线和半衰期

【实验目的】

1. 进一步认识 γ 射线与物质相互作用的规律。

2. 掌握用 GM 计数管测量材料对射线的吸收曲线的方法。

3. 掌握 GM 计数管测放射性半衰期的正确方法。

4. 用 GM 计数管测定铅对 Co-60 的吸收曲线，测定未知放射性物质的半衰期。

【实验器材】

圆柱形 GM 计数管 1~2 只、测量架、FH463B 智能定标器（带高压电源）1 台、Co-60 放射源、厚度均匀的铅板 1 套、未标明核素名称的放射性标准溶液 1 瓶、托盘 1 只、滤纸、镊子、移液管等。

【预习提示】

1. 了解材料对射线的吸收规律。

2. 了解放射性活度的衰减规律。

3. 熟悉核物理实验的注意事项和操作规程。

【实验原理】

我们知道原子核的能级跃迁可以产生 γ 射线，而通过测量 γ 射线的能量分布，可确定原子核激发态的能级，这对于放射性分析、同位素应用及鉴定核素等都有重要意义。同时通过学习了解 γ 射线与物质相互作用的特性，可以测定窄束 γ 射线在不同物质中的吸收系数。本实验研究的主要是窄束 γ 射线在物质中的吸收规律。所谓窄束 γ 射线是指不包括散射成分的射线束，通过吸收片后的 γ 光子，仅由未经相互作用或称为未经碰撞的光子所组成。"窄束"一词是从实验上通过准直器得到的细小的束而得名，并不是指几何学上的细小，即使射线束有一定宽度，只要其中没有散射光子，就可称之为"窄束"。

当 γ 射线通过各种介质时由于会跟介质中的分子、原子和原子核发生多种反应，使得在原入射方向单位面积上的粒子数随着穿过介质的距离的增大而逐渐减少。均匀材料对射线的吸收和减弱程度与射线透过材料的厚度成指数衰减规律，即由探测器所能记录的粒子的计数率会随着探测器和放射源之间插入的吸收材料的厚度 x 的增大而呈指数衰减，即

$$n(x) = n_0 e^{-\mu x} \tag{4-10-1}$$

式中，μ 是材料对射线的线性吸收系数。

放射性元素会因放射出射线而蜕变为另一种元素，蜕变的剩余粒子数随时间呈指数衰减，因此这种蜕变又称为衰变。铅是一种常用的 γ 放射线屏蔽材料。不稳定的原子核会通过多种衰变方式，逐渐增大核的稳定性而不断减少原来的母核素的数目。换句话说，含放射性核素的物质的放射性活度也随时间的增长而减弱。那么，由探测器测得的样品的计数率和时间也呈指数衰减的规律，即

$$n(x) = n_0 e^{-\lambda t} \tag{4-10-2}$$

式中，λ 就是放射性核素的衰变常数，它是放射性核素的一个重要特征常数。和衰变常数相关的另一个重要参数是半衰期，当式（4-10-2）中 $n(x)$ 等于 $n_0/2$ 时，即

$$\frac{1}{2}n_0 = n_0 e^{-\lambda t} \tag{4-10-3}$$

此时的时间被称为半衰期，即放射性物质的放射性活度每减小一半所需要的时间间隔，常记作 $T_{1/2}$ 等于 $\ln 2/\lambda$。$1/\lambda$ 为该放射性物质的寿命。

由探测器测得的计数率随时间变化的数学关系式又可简单地表示为

$$n(t) = n_0 \left(\frac{1}{2}\right)^{\frac{t}{T_{1/2}}} \tag{4-10-4}$$

实际上，表现为指数衰减规律的自然现象是比较常见的，它们往往与某种等概率的统计事件有关。大家知道，射线与介质的原子、分子的作用，以及放射性衰变都是等概率的随机事件。

【实验内容】

1. 测铅对 γ 射线的吸收曲线和吸收系数

（1）先对定标器进行自检。打开 FH463B 智能定标器电源开关，拨动定时字轮，选定 8s（定时字轮的 k × 挡取值 8，n 挡取值 0），按下"自检"和"启动"按键开关，若显示"18432"，则表明定标器计数正常。

（2）打开高压开关，预热 26 ~ 30min，在粗测计数管特性曲线的基础上，选定工作电压。

（3）给计数管加上高电压，测定计数装置的本底计数率。

（4）在测量架的计数管正下方放置 Co-60 标准放射源，设定测量时间，测量在该时间内的总计数，如果选用自动测量功能，必须把时间选得稍长些。

（5）在放射源和计数管之间，依次放入 1 片、2 片⋯⋯厚度相等的铅板，记下计数时间和总计数（为满足统计误差限的要求，一般来说总计数不小于1000），每组数据要测三次。

（6）根据测量结果，计算出对应于铅板每一厚度下的计数率。由半对数坐标纸画出曲线或者利用 Excel 列出表格，画出曲线，计算出铅对 Co-60 的吸收系数。

（7）利用逐差法计算每增加一层铅片后的吸收系数

$$\mu_j = \frac{1}{x}\ln\frac{n_0}{n_j(x)} \qquad (4\text{-}10\text{-}5)$$

最后算出平均值。

（8）将实验数据填入表 4-10-1 中。

表 4-10-1 铅对 γ 射线的吸收

工作电压_____ V, 本底计数率_____ Bq

铅板厚度 Δx/mm				
总计数 N				
计数时间 t/min				
计数率 n/Bq				
平均计数率 $\bar{n}$/Bq				

由式（4-10-4），利用逐差法计算每增加一层铅片后的吸收系数 μ_j = _____。

计算出平均值 $\bar{\mu}$ = _____。

2. 放射性半衰期的测定

（1）放射源的制作：在托盘上，向贴在有机玻璃板上的滤纸中央滴数滴放射性溶液。待溶液完全被滤纸吸牢并基本干燥后，用镊子把吸有放射性物质的滤纸移放到准备好的干净滤纸上。

（2）样品测量：在测定仪器的本底计数率之后，把自制的放射源放在计数管的正下方，每隔 10min 测量一次样品的计数率。

（3）半衰期计算：利用半对数坐标纸或者计算机的 Excel 软件整理数据，画出曲线，算出半衰期。

（4）对样品中的放射性核素的判定：根据测量结果和误差，通过查阅资料，判定放射性溶液中所含的放射性核素。

（5）将实验测得的数据填入表 4-10-2 中。

表 4-10-2　放射性半衰期的测定

工作电压＿＿＿＿＿＿ V，本底计数率＿＿＿＿＿＿ Bq

铅板厚度 $\Delta x / mm$				
总计数 N				
计数时间 t / min				
计数率 n / Bq				
净计数率 n' / Bq				

根据测量数据，计算放射性半衰期，查阅文献，给出你对样品中放射性核素的判断。

【注意事项】

1. 计数管都要避免在接近放电区的高电压下工作，并且不能将高电压的极性接反。

2. 在制备放射性样品的过程中，应该严格按照放射性物质的操作要求，用镊子挟持，并戴手套操作，特别要注意不能将放射性溶液溅落在托盘之外！测量完毕后，要把样品放入塑料袋内。

3. 在测量自制放射源的半衰期实验中，更要注意不能将开放性的放射性物质溅落在测量架上或者托盘以外。

4. 在所有测量过程中，除变动的条件外，其他的测量条件要尽量保持不变。

5. 无论发生什么问题都要及时报告教师，不得自行处理。

【思考题】

1. 为什么在实验过程中，要让每次的测量总计数尽可能大？你认为如何安排实验条件，可以获得满意的效果？

2. 为了提高实验效果，应该怎样设计实验步骤，以便较准确又安全地确定吸收系数和衰变常数？

3. 究竟怎样的物理过程才能表现出指数衰减的规律？表现出指数增加规律的物理过程又应该具备怎样的特征？

4. 通过本实验操作，你认为要通过半衰期的测定比较准确地判定未知的放射性核素，应该注意什么问题？

实验十一　多普勒效应及声速的测试与应用

【实验目的】

1. 加深对多普勒效应的了解。

2. 测量空气中声音的传播速度及物体的运动速度。

【实验器材】

多普勒测试仪、多普勒测试架、示波器。

【预习提示】

1. 预习声波的多普勒效应。

2. 预习电子示波器的使用及注意事项。

3. 了解多普勒测试仪的使用及注意事项。

【实验原理】

1. 声波的多普勒效应

图 4-11-1 所示为多普勒测试装置，设声源在原点，声源振动频率为 f，接收点在 x，运动和传播都在 x 方向，声源、接收器和传播介质不动时，在 x 方向传播的声波的声压为（设声源、接收器在 x 方向运动，传播介质不动，声速为 c_0）

图 4-11-1　多普勒测试装置

1—发射换能器　2—接收换能器　3、5—左右限位保护光电门　4—测速光电门　6—接收线支撑杆
7—小车　8—游标　9—同步带　10—标尺　11—滚花帽　12—底座　13—复位开关　14—步进电动机
15—电动机开关　16—电动机控制　17—限位　18—光电门Ⅱ　19—光电门Ⅰ　20—左行程开关
21—右行程开关　22—行程撞块　23—挡光板　24—运动导轨　25—多普勒测试仪控制面板

$$p = p_0 \cos\left(\omega t - \frac{\omega}{c_0}x\right) \qquad (4\text{-}11\text{-}1)$$

1）声源运动的速度为 v_s，介质和接收点不动，表示式为

$$p = p_0 \cos\left[\frac{\omega}{1 - M_s}\left(t - \frac{x_0}{c_0}\right)\right] \qquad (4\text{-}11\text{-}2)$$

式中，M_s 为 $\dfrac{v_s}{c_0}$，是声源运动的马赫数，可得

$$f_s = \frac{f}{1 - M_s} \qquad (4\text{-}11\text{-}3)$$

2）声源、介质不动，接收器运动速度为 v_r，可得

$$f_r = (1 + M_r)f = \left(1 + \frac{v_r}{c_0}\right)f \qquad (4\text{-}11\text{-}4)$$

式中，M_r 为 $\dfrac{v_r}{c_0}$，是接收器的马赫数，同向为正，反向为负。

3）介质不动，声源速度为 v_s，接收器速度为 v_r，可得

$$f_{rs} = \frac{1 + M_r}{1 - M_s}f \qquad (4\text{-}11\text{-}5)$$

4）介质运动速度为 v_m，声源和接收器不动，接收到的频率

$$f_m = (1 + M_m)f \qquad (4\text{-}11\text{-}6)$$

式中，M_m 为 $\dfrac{v_m}{c_0}$，是介质运动的马赫数。

2. 声速的几种测量方法

1）用多普勒效应测声速：由公式

$$f_r = \left(1 + \frac{v_r}{c_0}\right)f \qquad (4\text{-}11\text{-}7)$$

可得

$$c_0 = \frac{f}{\Delta f}v_r \qquad (4\text{-}11\text{-}8)$$

式中

$$\Delta f = \frac{|\,f_{r\text{正}} - f\,| + |\,f_{r\text{反}} - f\,|}{2} \qquad (4\text{-}11\text{-}9)$$

2）用驻波和相位法测声速：

$$c_0 = \lambda f \qquad (4\text{-}11\text{-}10)$$

【实验内容】

1. 验证多普勒效应

（1）调谐振波。改变多普勒测试仪控制面板的频率调节按钮，增大或者减

小频率，同时观察示波器屏幕上的输入和输出的叠加的波形，直到波的振幅达到最大值，此时的频率就是谐振频率。

（2）调节多普勒测试仪控制面板的 set 键，改变小车即接收器的运动速度，使小车的速度由 0.02m/s 均匀增加，增加的幅值可以是 0.03m/s，直到增加到大约 0.3m/s。注意，速度如果太快，容易看不清数据。

（3）改变一次速度，使小车正向和反向分别运动一次："Run/Stop"键控制小车的运动和停止，"Dir"键改变小车的运动方向。注意，小车在运动过程中只能从一个方向走到另一个方向，中途不能返回；同时记录小车的运动速度 v_r、发射频率 f 和接收频率 $f_{r正}$ 和 $f_{r反}$。

（4）计算 $\Delta f_{正}$、$\Delta f_{反}$ 和 Δf，作 Δf 和 v_r 曲线，纵坐标表示 Δf，横坐标表示 v_r，计算斜率 k，与 $\dfrac{v_r}{c_0}$（k 的理论值）进行对比。

2. 利用多普勒效应测量声速

调节方法以及数据记录同"验证多普勒效应"，利用公式 $v = \dfrac{f}{\Delta f} v_r$ 计算声速，取平均值 $\bar{v} = \dfrac{v_1 + v_2 + v_3 + v_4 + v_5}{5}$，误差计算为 $\delta = \left| \dfrac{\bar{v} - c_0}{c_0} \right|$，对比测量值 v 与理论值 c_0 的关系。$c_0 = 351.4 \text{m/s}$。

3. 利用多普勒效应测量物体的运动速度

（1）调节方法同"验证多普勒效应"，记录小车的运动速度 v_r、发射频率 f 和接收频率 $f_{r正}$ 和 $f_{r反}$。

（2）计算 $\Delta f_{正}$、$\Delta f_{反}$ 和 Δf，利用公式 $v_r = \dfrac{\Delta f}{f} c_0$ 计算小车的运动速度，并与仪器显示的数据进行对比。此方法在 B 超和交通测车速以及其他领域得到了广泛应用。

【**数据记录与处理**】

1. 验证多普勒效应（见表 4-11-1）

表 4-11-1　验证多普勒效应

序号	v_r	f	$f_{r正}$	$f_{r反}$	$\Delta f_{正}$	$\Delta f_{反}$	Δf
1							
2							
3							
4							
5							

计算 $\Delta f_{正}$、$\Delta f_{反}$ 和 Δf，作 Δf 和 v_r 曲线，纵坐标表示 Δf，横坐标表示 v_r；计算斜率 k，与 $\dfrac{v_r}{c_0}$（k 的理论值）进行对比。

2. 利用多普勒效应测量声速（见表 4-11-2）

表 4-11-2　利用多普勒效应测量声速

序号	v_r	f	$f_{r正}$	$f_{r反}$	$\Delta f_{正}$	$\Delta f_{反}$	Δf	v
1								
2								
3								
4								
5								

利用公式 $v = \dfrac{f}{\Delta f} v_r$ 计算声速，取平均值 $\overline{v} = \dfrac{v_1 + v_2 + v_3 + v_4 + v_5}{5}$，计算误差 $\delta = \left| \dfrac{\overline{v} - c_0}{c_0} \right| \times 100\%$，对比测量值 v 与理论值 c_0 的关系。$c_0 = 351.4 \mathrm{m/s}$。

3. 利用多普勒效应测量物体的运动速度（见表 4-11-3）

表 4-11-3　利用多普勒效应测量物体的运动速度

序号	v_r	f	$f_{r正}$	$f_{r反}$	$\Delta f_{正}$	$\Delta f_{反}$	Δf	c_0
1								
2								
3								
4								
5								

计算 $\Delta f_{正}$，$\Delta f_{反}$ 和 Δf，利用公式 $v_r = \dfrac{\Delta f}{f} c_0$ 计算小车的运动速度，并与仪器显示的数据进行对比。

【思考题】

1. 马赫是什么单位？它是怎么定义的？为什么要用马赫作单位？
2. 请列举生活中多普勒效应的应用。

附：多普勒效应的临床应用

为了检查心脏、血管的运动状态，了解血液流动速度，可以通过发射超声来实现。由于血管内的血液是流动的物体，所以超声波振源与相对运动的血液间就产生多普勒效应。血管向着超声源运动时，反射波的波长被压缩，因而频率增大。血管离开声源运动时，反射波的波长变长，因而频率减小。反射波频率增大或减小的量，是与血液流动速度成正比的，从而就可根据超声波的频移量，测定血液的流速。

我们知道血管内血流速度和血液流量，对心血管的疾病诊断具有一定的价值，特别是对循环过程中供氧情况，闭锁能力，有无紊流，血管粥样硬化等均能提供有价值的诊断信息。

超声多普勒效应法诊断心脏过程是这样的：超声振荡器产生一种高频的等幅超声信号，激励发射换能器探头，产生连续不断的超声波，向人体心血管器官发射，当超声波束遇到运动的脏器和血管时，便产生多普勒效应，反射信号就为换能器所接收，就可以根据反射波与发射波的频率差异求出血流速度，根据反射波的频率是增大还是减小判定血流方向。为了使探头容易对准被测血管，通常采用一种板形双叠片探头。

目前，医疗领域内 B 超的发展方向就是彩超，下面我们来谈谈彩超的特点及应用。

一、彩色多普勒超声

彩超简单地说就是高清晰度的黑白 B 超再加上彩色多普勒。首先说说超声频移诊断法，即 D 超，此法应用多普勒效应原理，当声源与接收体（即探头和反射体）之间有相对运动时，回声的频率有所改变，此种频率的变化称为频移。D 超包括脉冲多普勒、连续多普勒和彩色多普勒血流图像。

彩色多普勒超声一般是用自相关技术进行多普勒信号处理，把自相关技术获得的血流信号经彩色编码后实时地叠加在二维图像上，即形成彩色多普勒超声血流图像。由此可见，彩色多普勒超声（即彩超）既具有二维超声结构图像的优点，又同时提供了血流动力学的丰富信息，实际应用受到了广泛的重视和欢迎，在临床上被誉为"非创伤性血管造影"。其主要优点是：①能快速直观显示血流的二维平面分布状态；②可显示血流的运行方向；③有利于辨别动脉和静脉；④有利于识别血管病变和非血管病变；⑤有利于了解血流的性质；⑥能方便了解血流的时相和速度；⑦能可靠地发现分流和返流；⑧能对血流束的起源、宽度、长度、面积进行定量分析。

但彩超采用的相关技术是脉冲波，当检测物速度过高时，彩流颜色会发生差错，在定量分析方面明显逊色于频谱多普勒，现今彩色多普勒超声仪均具有频谱多普勒的功能，即为彩色-双功能超声。

彩色多普勒超声血流图（CDF）又称彩色多普勒超声显像（CDI），它获得的回声信息来源和频谱多普勒一致，血流的分布和方向呈二维显示，不同的速度以不同的颜色加以区别。多普勒测量血流，这种 B 型和多普勒系统的结合能更精确地定位任一特定的血管。

1）在频谱多普勒显示中，以零基线区分血流方向。在零基线上方者视为血流流向探头，零基线以下者视为血流离开探头。在 CDI 中，以彩色编码表示血流方向，红色或黄色色谱表示血流流向探头（热色）；而以蓝色或蓝绿色色谱表示血流流离探头（冷色）。

2）血管分布 CDI 显示血管管腔内的血流，因而属于流道型显示，它不能显示血管壁及外膜。

3）鉴别癌结节的血管种类：用 CDI 可对癌结节的血管进行分类。区分其为结节周围血管、结节内缘弧形血管、结节的流入血管、结节内部血管及结节流出血管等。

二、彩超的临床应用

1. 血管疾病

运用 10MHz 高频探头可发现血管内小于 1mm 的钙化点，对于颈动脉硬化性闭塞病有较好的诊断价值，还可利用血流探查局部放大，判断管腔狭窄程度，栓子是否有脱落可能，是否产生了溃疡，预防脑栓塞的发生。

彩超对于各类动静脉瘘可谓最佳诊断方法，当探查到五彩镶嵌的环状彩谱即可确诊。

对于颈动脉体瘤、腹主要脉瘤、血管闭塞性脉管炎、慢性下肢静脉疾病（包括下肢静脉曲张、原发性下肢深静脉瓣功能不全、下肢深静脉回流障碍、血栓性静脉炎和静脉血栓），运用彩超的高清晰度、局部放大及血流频谱探查均可作出较正确的诊断。

2. 腹腔脏器

主要运用于肝脏与肾脏，但对于腹腔内良恶性病变鉴别，胆囊癌与大的息肉，慢性较重的炎症鉴别，胆总管、肝动脉的区别等疾病有一定的辅助诊断价值。

对于肝硬化彩超可从肝内各种血管管腔大小、内流速快慢、方向及侧支循环的建立作出较佳的判断。对于黑白超难区分的结节性硬化、弥漫性肝癌，可利用高频探查、血流频谱探查作出鉴别诊断。

对于肝内良恶性占位病变的鉴别，囊肿及各种动静脉瘤的鉴别诊断有较佳诊断价值，原发性肝癌与继发性肝癌也可通过内部血供情况用探查作出区分。

彩超运用于肾脏主要用于肾血管病变，如前所述肾动静脉瘘，当临床表现为间隔性、无痛性血尿查不出病因者有较强适应征。对于继发性高血压的常见病因之一——肾动脉狭窄，彩超基本可明确诊断，当探及狭窄处血流速大于 150cm/s 时，诊断准确性达 98.6%，而敏感性则为 100%。另外，彩超也能用于对肾癌、肾盂移行癌及良性肿瘤的鉴别诊断。

3. 小器官

在小器官当中，彩超较黑白超有明显诊断准确性的主要是甲状腺、乳腺、眼球，从某方面来说，10MHz探头不打彩流多普勒已较普通黑白超5MHz探头清晰很多，对甲状腺病变主要根据甲状腺内部血供情况作出诊断及鉴别诊断，其中甲亢图像最为典型，具有特异性，为一"火海征"。而单纯性甲状腺肿则与正常甲状腺血运相比无明显变化。亚急性甲状腺炎、桥本氏甲状腺炎介于两者之间，可借此区别，而通过结节及周围血流情况又可很好地区分结节性甲状腺肿、甲状腺腺瘤及甲状腺癌，所以甲状腺诊断不太明确，病人有一定经济承受能力者可做彩超进一步明确诊断。乳腺彩超主要用于乳腺纤维瘤及乳腺癌鉴别诊断，而眼球彩超主要对眼球血管病变有较佳诊断价值。

4. 前列腺及精囊

正因为直肠探查为目前诊断前列腺最佳方法，所以在此特地提出。此种方法探查时把前列腺分为移行区、中央区、周围区。移行区包括尿道周围括约肌的两侧及腹部，为100%的良性前列腺增生发源地，而正常人移行区只占前列腺大小的5%。中央区为射精管周围，尖墙指向精阜，周围区则包括前列腺后部、两侧尖部，为70%～80%的癌发源地，而尖部包膜薄甚至消失，形成解剖薄弱区，为癌症的常见转移通道，为前列腺活检的重点区域。直肠探查对各种前列腺精囊腺疾病有很好的诊断价值，当配合前列腺活检，则基本可明确诊断，而前列腺疾病，特别是前列腺癌在我国发病率均呈上升趋势，前列腺癌在欧美国家发病率甚至排在肺癌后面，为第二高发癌症，而腹部探查前列腺基本无法作出诊断，所以临床上多运用直肠彩超来诊断前列腺疾病。能用直肠探查就不用腹部探查。

5. 妇产科

彩超对妇产科的主要优点在于良恶性肿瘤鉴别及脐带疾病、胎儿先心病及胎盘功能的评估，对于滋养细胞疾病有较佳的辅助诊断价值，对不孕症、盆腔静脉曲张通过血流频谱观察，也可作出黑白超难下的诊断。运用阴道探头较腹部探查又具有一定的优势，它的优越性主要体现在：①对子宫动脉、卵巢血流敏感性、显示率高；②缩短检查时间，获得准确的多普勒频谱。③无须充盈膀胱；④不受体型肥胖、腹部疤痕、肠腔充气等干扰；⑤可借助探头顶端的活动寻找盆腔脏器触痛部位，判断盆腔有无粘连。

实验十二　热敏电阻温度计的设计与制作

【实验目的】

1. 了解热敏电阻的温度特性。
2. 进一步掌握惠斯通电桥的原理、特点及非平衡电桥的输出特性。
3. 掌握热敏电阻温度计测量温度的基本原理和制作方法。
4. 设计和组装一个热敏电阻温度计。

5. 学会作热敏电阻温度计的标度曲线。

【实验器材】

热敏电阻、微安表、水银温度计、酒精灯、烧杯、电位器、电阻和电池等。

【预习提示】

1. 复习基尔霍夫定律及平衡电桥。

2. 了解热敏电阻的特性及热敏电阻温度计在医学方面应用的优点。

3. 了解实验设计的原理及实验步骤。

4. 了解实验的注意事项。

【实验原理】

1. 热敏电阻的特性

热敏电阻是利用半导体电阻值随温度呈显著变化的特性制成的一种热敏元件，常应用在温度测量、温度控制、温度补偿等多个方面。热敏电阻一般是用具有负的电阻温度系数的半导体材料制成的。图 4-12-1 所示是负温度系数热敏电阻随温度变化曲线，从图中可以看出，电阻值随温度升高而迅速下降，主要是因为在这些半导体材料内部，自由电子数目随温度的升高增加得很快，导电能力很快增强。虽然原子振动也会加剧并阻碍电子的运动，但这种作用对导电性能的影响远小于电子被释放而改变导电性能的作用，所以温度上升会使电阻下降。温度系数是指温度每升高 1℃ 时，电阻的相对变化值，通常用百分数表示：

图 4-12-1　负温度系数热敏电阻
随温度变化曲线

$$\alpha_t = \frac{\Delta R}{R} \times 100\% \tag{4-12-1}$$

一般热敏电阻温度系数在 -3% ~ -9% 之间。

热敏电阻还具有随周围温度变化而自身温度迅速变化的特性。一般称热敏电阻从一个稳定温度到另一个稳定温度所需时间为时间常数。在临床应用中，希望时间常数尽可能小，以便减少测温时间，作为温度计用热敏电阻的时间常数为 3 ~ 6s。

用不同半导体材料制成的热敏电阻使用的温度范围不同。如 CuO 和 MnO_2 制成的热敏电阻适用于 -70 ~ $120℃$，适用于测量人的体温。

2. 热敏电阻温度计

热敏电阻温度计最常用的是桥式电路，使热敏电阻成为电桥的一个臂，利用电阻随温度变化破坏电桥的平衡而产生不平衡电流来测量温度。其工作原理如下：电阻 R_1、R_2、R_3、R_t 连成电桥，其中 $R_1 = R_2$，$R_3 = R_{0t}$（R_0 表示热敏电阻在 0℃时的阻值）。如图 4-12-2 所示，当所测温度为 0℃时，若电流表指针不偏转，则此时满足电桥平衡条件：$\dfrac{R_1}{R_2} = \dfrac{R_3}{R_{0t}}$。若所测温度高于 0℃，则热敏电阻阻值减小，平衡条件被破坏，电流表中有电流通过。随着温度升高，电流增大，即可通过电流的大小来指示出温度的高低。

根据基尔霍夫方程：

$$\begin{cases} I_1 R_1 + I_g R_g - I_2 R_2 = 0 \\ (I_1 - I_g) R_3 - (I_2 + I_g) R_t - I_g R_g = 0 \\ I_2 R_2 + (I_2 + I_g) R_t = U_{CD} \\ R_1 = R_2 \end{cases} \tag{4-12-2}$$

解出

$$I_g = \frac{(R_3 - R_t) U_{CD}}{2(R_g R_3 + R_3 R_t + R_t R_g) + R_1 (R_3 + R_t)} \tag{4-12-3}$$

由式（4-12-3）看出，在 R_1（R_2）、R_3、R_g 及 U_{CD} 恒定条件下，I_g 的大小唯一地由 R_t 值来决定，因而有可能根据 G 偏转的大小来直接指示温度的高低。

3. 热敏电阻温度计的优点

1）灵敏度高，最灵敏的热敏电阻温度计可精确地测出 0.0005℃的变化，而一般水银温度计最多只能测出 0.1℃的变化；

2）由于热敏电阻体积可以做得很小（其线度可小到万分之一米），因此可被用来测量很小范围内的温度变化，如针灸穴位附近的温度变化；

3）由于热敏电阻的阻值比较大，可连接较长的导线而不必考虑导线的电阻，这样可以远距离测量病房里病人的体温变化。

图 4-12-2 热敏电阻温度计原理图

【实验内容】

1. 按照图 4-12-3 所示连接线路，经教师检查后方可接通电源。

2. 调整零点。将开关 S_2 置"1"挡，把热敏电阻和水银温度计一起放入冰水混合物的烧杯中，当杯中水银温度计指为 0℃时，调节 R_2 使微安表指示为零。这样就基本上保证了电桥处于平衡状态。

3. 调整满度电流。S_2 仍置于 1 挡，把烧杯中的水换成 50℃以上的热水，热敏电阻与温度计仍放入杯中。当水银温度计指示为 50℃时，调节 R_1 使 CD 两点有一确定电压，使微安表指为 $100\mu A$ 的满度值。然后将 S_2 置"2"挡，调节 R_3 使微安表仍指示 $100\mu A$。

图 4-12-3   热敏电阻温度计原理图

4. 温度计的定标。调整好零点和满度电流后，将 S_2 仍置 1 挡，将热敏电阻和水银温度计再放入 0℃ 的冰水混合物中，烧杯放在酒精灯架上，缓慢加热，烧杯中水的温度每升高 5℃，记录一次微安表的读数，直至 50℃ 为止。

【数据记录与处理】

1. 将热敏电阻温度计的定标测量数据填入表 4-12-1 中。

表 4-12-1   热敏电阻温度计定标测量数据

$t/℃$	0	5	10	15	20	25	30	35	40	45	50
$I/\mu A$											

2. 以温度 t 为横坐标，电流 I 为纵坐标，作 t-I 曲线（见图 4-12-4）。

图 4-12-4   数据坐标图

3. 根据列表的数据，画出微安表的表度盘示意图（见图 4-12-5）。

4. 将热敏电阻分别与手心、额头的皮肤接触，读出微安表中各自的电流值，从已作出的 t-I 曲线上标出位置，查出它们的温度值，数据填入表 4-12-2 中。

图 4-12-5　微安表表度盘示意图

表 4-12-2　测量数据记录

测量部位	电流/μA	温度/℃

【注意事项】

1. 用酒精灯加热冰水混合物时，要用搅拌棒搅动，使水温均匀。

2. 水银温度计与热敏电阻尽量放在同一位置处，以减小实验误差。

3. 测量时在观察水温、读数、记录等过程中，同组同学要密切配合。

4. 按照实验要求连接电路，检查无误后方可进行测量。

5. 注意保护热敏电阻，防止损坏。

【思考题】

1. 热敏电阻温度计在医学上的应用有哪些优点？

2. 由实验数据与结果可见，自行设计的温度计的测量结果与实际温度存在一定的误差，试分析产生误差的主要原因。

第五章 创新性物理实验

实验一 人体电特性（电阻抗、电压、电流）研究

人体组织的电阻抗是人体组织新陈代谢的一个重要生理指标，是反映人体组织、器官、细胞或整个机体电学性质的物理量之一。人体电阻抗技术是通过组织和器官的电特性（阻抗、导纳和介电常数等）变化来提取与人体生理、病理状况相关的生物医学信息的一种无损伤检测技术。该技术方法具有无创、安全、无毒无害、操作简单、费用低廉和信息丰富等特点，是医生和病人都易于接受的一种技术，具有广泛的应用前景。

【供参阅的资料】

为了无创伤测量生物组织的阻抗，可采用如图 5-1-1 所示的电路来实现。

图 5-1-1　多电极人体阻抗和皮肤阻抗测量的等效电路

为使测量准确、可靠，在测量方法上应注意以下几方面：

1）不可忽略电极的阻抗。在实际测量时，电极通常通过导电膏与人体体表皮肤接触，所以应把包括电极阻抗在内的总阻抗作为被测生物组织的阻抗。

2）要考虑电极阻抗与生物组织的特殊性。金属电极与导电膏接触时存在着一定阻抗。在电极和导电膏电解液的界面上产生极化反应，形成电偶层，其作用等效于一个电容，再加上电解液自身的导电性，所以电极阻抗可等效成电容和电阻的串并联，是复阻抗。电极阻抗随频率降低而增大，在低频电流通过时，呈现高阻抗。显然，在测量中如果不减去电极阻抗，就无法得到生物组织或皮肤的真

正阻抗。

　　3）不能将生物组织作为纯电阻性物质，否则难以区别皮肤和肢体的阻抗。生物组织由细胞和细胞间质组成。细胞间质是电解液，导电时呈纯电阻性；细胞膜为电介质，其膜内细胞质也是电解液，细胞膜内外两侧的电解液就构成一个等效电容，导电时阻抗呈容性，所以生物组织阻抗是复阻抗。这样，无论是电极阻抗还是生物组织阻抗均可表示为

$$Z = R_i + iX \qquad\qquad (5\text{-}1\text{-}1)$$

【供选择的研究课题】

1. 人体阻抗特性测试。

2. 皮肤电位特性测试。

【供选择的仪器】

皮肤电极、示波器、信号发生器、晶体管毫伏表或数字万用表、导电电极、标准电阻、电容、放大器、直流电源。

【设计要求】

1. 给出测量人体皮肤的直流阻抗的电路、方法和步骤。

2. 给出测量人体皮肤的交流阻抗的测试电路、方法和步骤。

3. 给出人体皮肤表面电位分布的测量电路和测量方法（注意克服外界干扰电场）。

【参考文献】

［1］　张淑丽，夏力丁. 医学物理学实验教程［M］. 北京：人民军医出版社，2004：61-63.

［2］　邓玲. 医学物理实验教程［M］. 重庆：西南师范大学出版社，2007：145-146.

［3］　陈亚明，朱代谟，马凤宝，等. 人体组织阻抗的无创伤测量［J］. 中国医学物理学杂志，1994，11（2）：58-61.

实验二　用分光计测量人体组织液的声阻抗

　　声阻抗是用来描述介质传播声波能力的物理量。在入射声波强度、频率相同的条件下，人体不同组织、器官的声阻抗是不同的。同时，声波从人体反射和透射后的强度也会发生变化。例如，癌变组织对超声波的吸收较大，炎变组织次之，正常组织最小。这也正是超声波在临床医学成像应用中的基础。

【实验原理】

1. 分光计的使用

分光计的使用见本实验教程的有关部分。光源可用钠灯或汞灯。调好分光计

后，将声光衍射仪的液槽放在分光计的载物台上，当液槽内的液体受超声振荡激励而形成驻波时，就相当于一个光栅放在载物台上。此时，如果测出各级光谱线的衍射角，就可以测出声速。

根据夫琅禾费光栅衍射的条件

$$d\sin\theta_k = \pm k\lambda \quad (k = 0,1,2,3,\cdots) \tag{5-2-1}$$

可知，只要知道入射光波长 λ，测出第 k 级衍射条纹的衍射角 θ_k，便可将液体光栅的光栅常数 d 计算出来，而超声振荡频率 f 可以从声光衍射仪（实际上是信号发生器）上直接读出，所以 $v = df$。同样可以计算出液体的声阻抗为

$$Z = \rho v \tag{5-2-2}$$

式中，ρ 为介质的密度；v 为声波的传播速度。

2. 声光衍射仪的原理

本实验中采用压电材料的逆压电效应产生超声波，并在槽中产生超声驻波场，形成超声波声光栅（简称超声光栅）。压电材料在这里起电声换能器的作用，并在交变电场作用下产生超声振动。当交变电压的频率达到换能器的固有频率时，由于共振的结果，此时振幅达到极大值。实验装置如图 5-2-1 所示。

图 5-2-1　声光衍射装置图

当一束平行光垂直入射到超声光栅上（光的传播方向在光栅的栅面内）时，出射光即为衍射光。图中 k 为衍射级次数，θ_k 为第 k 级衍射光的衍射角，可以证明，与常规的光栅一样，形成各级衍射的条件是

$$\sin\theta_k = \frac{\pm k\lambda}{d} \quad (k = 0,1,2,3,\cdots) \tag{5-2-3}$$

式中，λ 为入射光的波长；d 为超声波的波长（即超声光栅常数）。

【供选择的研究课题】

用分光计测量人体组织液的声阻抗。

【供选择的仪器】

分光计、声光衍射仪等。

【设计要求】

1. 给出设计方案及主要测量参数。

2. 提出自行设计方案中人体组织液测试样品选择、配置以及所需试剂用量预算，设计测量数据记录表格。

【参考文献】

[1] 甘平. 医学物理学实验［M］. 北京：科学出版社，2008：202-203.

[2] 邓玲. 医用物理学实验教程［M］. 北京：人民卫生出版社，2009：190-191.

实验三　生物医学信号处理研究

生物医学信号处理是将生物医学与工程技术的原理、方法紧密结合的前沿交叉性学科。其理论和技术发展得十分迅速，在医学基础研究、临床诊断与治疗等方面得到广泛应用。生物医学信号具有两大特点：一是随机性，二是强背景噪声。随机性是指影响生物医学信号的因素，它们所遵从的规律尚未被我们完全认识清楚，因而生物医学信号一般无法用确定的数学函数来描述，它的规律主要从大量的实验、统计结果中表现出来；强背景噪声是指淹没所要研究的有用信号或提取有用信号时的干扰和无用信号。

在生物医学信号处理中，要特别注意对相关生物学、医学、电子学等学科的基本概念、理论、方法和技能的掌握，在此基础上，将生物医学信号处理的理论和实际应用很好地结合起来。虚拟仪器技术使用数据采集卡，通过 Labview 或 Matlab 等软件的编写就可以实现对多种信号的检测和处理，在医学信号检测领域具有广阔的应用前景。本实验主要引导学生学习虚拟仪器和 Matlab 软件的应用，使学生学会运用这一系统实现对多种信号的检测。

【供选择的研究课题】

1. 离散时间系统基本概念的 Matlab 仿真。

2. 心电信号等生理信号的采集和存储。

3. 心电信号的处理（Matlab 语言实现）。

4. 生理信号加入白噪声、高斯噪声等噪声信号。

【供选择的仪器】

高性能计算机、生物医学信号处理软件（Labview 或 Matlab 软件）、A/D 输入设备、各种传感器等。

【设计要求】

1. 选择生物学对象，并进行生物医学信号处理的可行性分析。

2. 提出设计方案（含所使用的传感器类型、信号处理软件等）、主要处理方法及测量参数。

3. 给出实验的具体步骤，测量数据并记录于表格中。

【参考文献】

[1] 聂能，尧德中，谢正祥，等. 生物医学信号数字处理技术及应用

［M］．北京：科学出版社，2005：98-100.

［2］ 周胜，杨军．全数字 B 超的信号处理［J］．国家生物医学工程，2007，30（6）：356-360.

［3］ 张丙才，刘琳，高广峰，等．基于 LabVIEW 的数据采集与信号处理［J］．仪表技术与传感器，2007（12）：74-75.

实验四　液体黏度与温度关系测量

黏滞性是流体的重要物理性质，液体的黏度随温度变化的规律对研究液体的性质具有重要的意义。在化学工业、医学、生物学、物理实验室等方面有着重要的参考价值。为了进一步了解液体的黏滞性，本实验以甘油为研究对象，设计测量不同温度下甘油的黏度。

【供选择的研究课题】

用转筒法和落球法测量液体黏度与温度的关系。

【供选择的仪器】

游标卡尺、千分尺、玻璃量筒、直尺、镊子、直径 1mm 的小钢球、甘油、温度计、秒表、磁铁、转筒黏度计、钩码、恒温槽等。

【设计要求】

1. 设计前阅读相应的参考文献，掌握实验原理。

2. 在室温条件下，用转筒法和落球法测甘油的黏度，并与标准值进行比较。

3. 改变甘油的温度，用转筒法和落球法测甘油的黏度，与室温时所测的数据进行比较。

4. 在直角坐标系中作出甘油的黏度与温度关系曲线，用最小二乘法求甘油黏度与温度关系的经验公式。

【注意事项】

1. 待测的甘油必须与恒温槽中水温度相同时才能进行测量。

2. 每次测量前须事先将毛细管内剩余液体清除干净才能进行实验。

【参考文献】

［1］ 陆申龙，金浩明，曹正东．液体黏滞系数与温度关系实验及曲线拟合［J］．物理实验，1988（6）：122-133.

［2］ 刘竹琴，冯红侠．甘油的粘滞系数与温度关系的实验研究［J］．延安大学学报，2007（12）：35-37.

［3］ 史宝萍，王迎春，逯宝娣，等．几种有机液体粘度与温度关系的研究［J］．太原科技大学学报，2007，28（6）：500-503.

［4］ 沙振舜，贺强强，刘苏，等．用落针粘度计研究液体粘度与温度的

关系 ［J］. 南京大学学报，1999，35（6）：750-753.

［5］ 冀敏，陆申龙. 医学物理学实验 ［M］. 北京：人民卫生出版社，2009：132-133.

实验五　溶液的表面张力系数与浓度关系研究

液体表面张力是液体的一个重要物理性质，在表面物理、表面化学、医学等领域中具有重要的意义。影响液体表面张力系数的因素有很多，比如液体的种类、液体的温度、液体的浓度、液体中的杂质等。本实验着重用力敏传感器测量液体的表面张力系数随液体质量浓度变化的关系，二者之间的经验公式在生产、科研和教学中具有重要的实用价值。

【供选择的研究课题】

用液体表面张力系数测定仪研究液体表面张力系数与质量浓度的关系。

【供选择的仪器】

液体表面张力系数测定仪、蒸馏水、无水乙醇、镊子、电子分析天平、NaOH 溶液、自来水、量筒等。

【设计要求】

1. 设计前阅读相应的参考文献，掌握实验原理。

2. 在室温条件下，用液体表面张力系数测定仪测量纯水和乙醇的表面张力系数，并与标准值进行比较。

3. 保持温度不变，改变乙醇的质量浓度，并测量不同质量浓度的乙醇水溶液的表面张力系数。

4. 在直角坐标系中作乙醇水溶液的表面张力系数与质量浓度的关系曲线，并分析实验误差。

5. 用最小二乘法求乙醇的表面张力系数与温度关系的经验公式。

【注意事项】

1. 在测量乙醇和水的表面张力系数之前，首先应该测量力敏传感器的灵敏度。

2. 在使用用力敏传感器过程中用力要小，否则容易损坏力敏传感器。

3. 实验前所有器皿均须清洗干净，特别是环形金属片必须浸在 NaOH 溶液中清洗去污，然后用蒸馏水清洗干净并擦干。

4. 配置好的乙醇溶液应立即进行测量，防止空气中的灰尘对实验产生影响。

【参考文献】

［1］ 袁吉仁，邓新华. 用力敏传感器测定液体的表面张力系数 ［J］. 江西科学，2006，24（3）：294-295.

［2］　姜琳．用力敏传感器测量乙醇水溶液的表面张力系数与浓度的关系［J］．物理实验，2004，24（8）：28-30.

［3］　刘竹琴，冯红侠．几种液体表面张力系数与其浓度关系的实验研究［J］．延安大学学报，2008，27（2）：34-36.

［4］　梅策香，王广平，柳钰．液体表面张力系数与温度和浓度的关系实验研究［J］．咸阳师范学院学报，2008，23（6）：21-22.

［5］　夏思泄，刘东红，孙建刚，等．用力敏传感器测液体表面张力系数的误差分析［J］．物理实验，2003，23（7）：39-43.

［6］　冀敏，陆申龙．医学物理学实验［M］．北京：人民卫生出版社，2009：132-133.

实验六　用超声诊断仪测量物体的缺损

超声波是频率高于 $2\times10^4\mathrm{Hz}$ 的机械波。在超声探伤中常用的频率为 $0.5\sim5\mathrm{MHz}$。这种机械波在材料中能以一定的速度和方向传播，遇到声阻抗不同的两种介质界面（如缺陷等）就会产生反射。这种反射现象可被用来进行超声波探伤。最常用的是脉冲回波探伤法。这种方法在工业、农业以及医学领域都有广泛的应用。

【供选择的研究课题】

用超声诊断仪测量物体内部缺损的数量、位置及大小。

【供选择的仪器】

超声诊断仪、内部有缺陷的样品、有规则的金属厚板、水槽等。

【设计要求】

1. 阅读相应的参考文献，掌握实验原理。

2. 详细阅读超声诊断仪的使用说明书，掌握超声诊断仪的正确使用方法。

3. 用脉冲回波探伤法测量样品内部缺陷的数量、位置和大致尺寸，画出样品内部缺陷分布图。

4. 用脉冲回波探伤法探测样品厚度，再用其他方法测同一样品的厚度，将两次测量所得结果进行比较。

【注意事项】

1. 用脉冲回波探伤法测量样品内部缺陷的位置和大致尺寸时，应多次进行测量，减少测量误差。

2. 对同一样品，须在几个不同部位探测其厚度，各重复三次，提高测量准确度。

3. 要求待检样品表面有一定的光洁度，并需有导声胶充满探头和待检样品表面之间的空隙，以保证充分的声耦合。

【参考文献】

［1］　同济大学声学研究室．超声工业测量技术［M］．上海：上海人民出版社，1977：221.

［2］　沈晓红，杨峰，仇立波．超声无损探伤技术在食品生产设备中的应用研究［J］．食品科学，2007，28（5）：366-368.

［3］　谢行恕，康士秀，霍剑青．大学物理实验（第二册）［M］．北京：高等教育出版社，2001：17-22.

［4］　冀敏，陆申龙．医学物理学实验［M］．北京：人民卫生出版社，2009：135.

实验七　万用表的设计与组装

万用表是经常用到的一种仪表，它的结构和原理涉及了多方面的物理学知识。设计组装万用表能够培养学生多种能力并提高综合素质。电表的精确度主要决定于微安表，微安表只能测量很小的电流和电压，而电表在实际使用中都是测量较大的电流和电压。因此，直流电流表和直流电压表都是由微安表改装而成的。若在电表中配以整流电路，还可以改装为交流电流表和交流电压表。掌握将微安表改装成所需电流表和电压表的原理、方法和技术，对学生综合能力的提高和电学知识的灵活运用很有帮助。

【供选择的研究课题】

1. 测量微安表头内阻和满度电流。

2. 将表头改装成一只量程为 $0 \sim 1mA$，$0 \sim 5mA$ 两挡的电流表并进行校准。

3. 将表头改装成一只 $1k\Omega/V$，量程为 $0 \sim 2V$、$5V$ 两挡的电压表并进行校准。

4. 设计一个 $E = 1.5V$，$R_{中} = 1200\Omega$ 的欧姆表，用校准后的欧姆表测一个未知电阻。

【供选择的仪器】

微安表头、电阻箱；数字万用表、电流表（0.5 级，$0 \sim 10mA$）、电压表（0.5 级，$0 \sim 2V$、$5V$）、直流稳压电源、干电池、滑线变阻器、电位器、波段开关、色环电阻、电烙铁、开关、导线若干。

【设计要求】

1. 实验前要求阅读相关文献，掌握实验原理，绘出设计电路图。

2. 列出所用的电路参数，确定所需的电路元件。

3. 表头内阻可用半偏法和替代法进行测量。

4. 将表头改装成一只量程为 $0\sim1\text{mA}$ 的电流表，用数字万用表选择 5 个等分点，并给出该表的准确度等级。

5. 在 $0\sim1\text{mA}$ 电流表的基础上，设计组装电流表和电压表，并用数字万用表对满度点进行校准。

6. 在 $0\sim1\text{mA}$ 电流表的基础上设计组装欧姆表，并对中值电阻和 0 欧姆刻度进行校准。

【参考文献】

［1］　甘平. 医学物理学实验［M］. 北京：科学出版社，2008：206.

［2］　刘彬生. 组装和研究多用电表（上）［J］. 教学仪器与实验，2002，18（10）：7-9.

［3］　刘彬生. 组装和研究多用电表（中）［J］. 教学仪器与实验，2002，18（11）：7-8.

［4］　刘彬生. 组装和研究多用电表（下）［J］. 教学仪器与实验，2002，18（12）：3-5.

参 考 文 献

[1]　仇惠，张瑞兰．医学影像物理学实验［M］．北京：人民卫生出版社，2002.

[2]　陈曙，韩永胜．物理学实验与指导［M］．北京：中国医药科技出版社，2005.

[3]　甘平．医学物理学实验［M］．北京：科学出版社，2008.

[4]　冀敏，陆申龙．医学物理学实验［M］．北京：人民卫生出版社，2009.

[5]　汪红志，张学龙，武杰．核磁共振成像技术实验教程［M］．北京：科学出版社，2008.

[6]　付研，梁路光．医用物理学实验［M］．北京：高等教育出版社，2003.

[7]　万永刚，薛俭雷．医学物理学实验教程［M］．北京：北京大学医学出版社，2007.

[8]　周英君，刘迎九，陈付毅，等．医学电子学基础实验［M］．长春：吉林科学技术出版社，2004.

[9]　胡新珉．医学物理学［M］．6版．北京：人民卫生出版社，2006.

[10]　李秀忠．常用医疗器械原理与维修［M］．北京：机械工业出版社，2002.

[11]　杨述武．普通物理学实验（力学及热学部分）［M］．3版．北京：高等教育出版社，2000.

[12]　杨述武．普通物理学实验（电磁学部分）［M］．3版．北京：高等教育出版社，2000.

[13]　杨述武．普通物理学实验（光学部分）［M］．3版．北京：高等教育出版社，2000.

[14]　张维廉．应用电子技术基础［M］．成都：西南交通大学出版社，1994.

[15]　王乐新，李天和．大学物理实验［M］．北京：中国农业大学出版社，2004.

[16]　王廷兴，郭山河，文立军．大学物理实验［M］．北京：高等教育出版社，2003.

[17]　胡新珉．医学物理学［M］．7版．北京：人民卫生出版社，2008.

[18]　关乃爵．大学物理实验教程［M］．杭州：杭州大学出版社，1996.

[19]　关泳华，霍剑青，熊永红．大学物理实验（第一册）［M］．北京：高等教育出版社，2005.

[20]　吴平．大学物理实验教程［M］．北京：机械工业出版社，2011.

[21]　刘文军．大学物理实验教程［M］．北京：机械工业出版社，2012.

[22]　岳小萍，刘东华．医学物理学实验［M］．北京：机械工业出版社，2010.

[23]　张淑丽．医学物理学实验［M］．北京：科学出版社，2011.

[24]　邓玲．医学物理实验教程［M］．重庆：西南师范大学出版社，2007.

[25]　彭友霖．医用物理学实验［M］．南昌：江西高校出版社，2009.